Sam Vincent Schweiger
PhDr. Katharina Maria Burkhardt

anders normal

Ein Transmann und
eine Hormonspezialistin
erzählen, wie man wird,
wer man ist.

VdÄ VERLAGSHAUS DER ÄRZTE

Impressum

© Verlagshaus der Ärzte GmbH
Nibelungengasse 13
A-1010 Wien

www.aerzteverlagshaus.at

1. Auflage 2022

ISBN 978-3-99052-235-6

Umschlaggestaltung & Satz: Grafikbüro Lisa Hahsler, 2232 Deutsch-Wagram
Umschlagfoto: VICTOR HABBICK VISIONS / SCIENCE PHOTO LIBRARY
Projektbetreuung & Lektorat: Marlene Weinzierl
Druck & Bindung: 2imPRESS s.r.o., 83104 Bratislava
Printed in Slovakia

Aus Gründen der leichteren Lesbarkeit – vor allem in Hinblick auf die Vermeidung einer ausufernden Verwendung von Pronomen – haben wir uns dazu entschlossen, alle geschlechtsbezogenen Wörter nur in eingeschlechtlicher Form – zumeist die männliche – zu verwenden. Selbstredend gelten alle Bezeichnungen gleichwertig für alle Menschen.

Inhaltsverzeichnis

Geleitworte

Dieser Ratgeber eignet sich hervorragend, um einen Überblick über die Welt der Hormone zu gewinnen. Neben Erfahrungsberichten der Autoren finden sich Antworten zu etlichen Fragen rund um das Thema Transgender, Outing, Hormontherapie und Hormone im Allgemeinen. Ich bewundere das Engagement, den Mut und die Offenheit der Autoren!

Dr. Georg S. Kranz
Neurowissenschafter an der Universitätsklinik für Psychiatrie und Psychotherapie, Medizinische Universität Wien

Letztendlich ist das Thema „Trans" für mich auf einen einzigen Nenner zu bringen, und das ist auch der Beweggrund für meine Arbeit, die Ambulanz, die viele Freizeit, die darin investiert wird:

Die wenigsten Menschen sind sich bewusst, wie privilegiert sie sind, in ihrem eigenen Körper zuhause zu sein.

Ich weiß nicht, wie es sich anfühlt, im falschen Körper geboren zu sein, aber ich weiß, wie gut es sich anfühlt, sich in sich wohlzufühlen; wenn es selbstverständlich ist, dass das Außen mit dem Innen übereinstimmt, so dass es für jeden sichtbar und erkennbar ist.

Dieses Privileg sollte für jeden Menschen eine Selbstverständlichkeit sein.

Dr. Marie-Christine Bertholin y Galvez
Leiterin der Transmann-Ambulanz der Universitätsklinik für Frauenheilkunde und Geburtshilfe, LKH Graz

Ich war ehrlicherweise sehr überrascht, als ich von Sam Post bekam, worin er mich bat, für sein Buch ein paar Zeilen zu schreiben. Es freut mich aber umso mehr und macht mich stolz, diese Gelegenheit zu bekommen. Geschlechtsangleichende Operationen sind ja auch heute noch immer ein wenig „Stiefkind" in der plastisch-rekonstruktiven Chirurgie. Dies mag einerseits daran liegen, dass diese Eingriffe hochkomplex und somit sehr anspruchsvoll sind, aber andererseits ist es immer noch ein Gebiet, wo viele Vorurteile vorherrschen.

Ich habe mich dieser Art der Chirurgie vor vielen Jahren zugewandt, weil ich schon immer neugierig war und ich auch Grenzen überschreiten wollte. Ich kann mich noch sehr gut an die erste Kontaktaufnahme erinnern, die über einen kollegialen Kontakt im „Ländle" (Vorarlberg) führte. Nach und nach sprach sich herum, dass es da einen jungen Chirurgen in Linz gibt, der sich der Belange der „anders normalen" Patienten angenommen hat. Dies führte dazu, dass relativ schnell aus allen Ecken von Österreich junge und auch ältere Transmänner zu mir in die Ambulanz kamen.

Zugegeben: Es war nicht immer leicht – sowohl chirurgisch als auch im Umgang mit den Erwartungen und Wünschen der Patienten. Aber es war eine extrem wertvolle Erfahrung für mich. Ich durfte viele Persönlichkeiten kennenlernen und mit ihnen einen Teil ihres schwierigen Weges gehen – so kam es auch, dass ich Sam Schweiger kennenlernte.

Das vorliegende Buch zeugt vom unbändigen Willen Sams, der Welt zu zeigen, dass Toleranz und Respekt die besten Zutaten für ein tolles Zusammenleben vieler verschiedener Charaktere sind!

Deswegen möchte ich Sam zu diesem Buch ganz herzlich gratulieren und wünsche ihm für die Zukunft nur das Allerbeste!

Dozent Dr. Georg Huemer, MBA
Facharzt für Plastische, Ästhetische und
Rekonstruktive Chirurgie, Linz und Wels

Vorwort

Warum ich mich seit Jahren intensiv mit der Transgender-Thematik auseinandersetze, hat einen ganz einfachen Grund – und der heißt Sam! Unsere erste Begegnung im Jahr 2011 werde ich nie vergessen. Ich wusste vorher nur, dass Sam ein Transmann ist und ich war einfach nur neugierig. Wir haben uns gesehen und es war um uns beide geschehen, im freundschaftlichen Sinne. Der Draht war sofort da – auch auf Ebene der Hormone und unser beider Faszination für dieses spannende Thema. Seither tauschen wir uns über die Welt der Hormone mit all ihren Auswirkungen auf Körper, Psyche und Seele aus. Unser Wissen und unsere Erfahrung wollen wir gerne mit all jenen teilen, die in tiefgreifender Art und Weise, wie es zum Beispiel bei Transfrauen und -männern der Fall ist, von den Auswirkungen von Hormonmängeln, Hormonungleichgewichten, langjähriger Hormonzufuhr und so weiter betroffen sind.

Dieses Buch soll eine Hommage sein an eine „Randgruppe", die es nicht einfach hat in einer Gesellschaft voller Ausgrenzung, Hass und Phobien vor sogenannter Andersartigkeit. Ich habe tiefen Respekt vor allen Menschen, die sich „outen" und den beschwerlichen Weg einer Angleichung auf sich nehmen und hoffe, einen kleinen Beitrag zum besseren Verständnis von Hormonen und deren Einfluss leisten zu können! In unserem Buch finden sich sowohl Antworten auf grundlegende Fragen zum Thema Transidentität und Hormone im Allgemeinen als auch Antworten auf spezifische Fragen, wie die Anwendung von Hormonen, körperliche und rechtliche Themen und einfach alles über die Sexualhormone Testosteron und Estradiol.

Unser Buch will aufklären, Unsicherheiten beseitigen, Zusammenhänge aufzeigen und Erfahrungen teilen. Wir wünschen viel Freude und Erkenntnisse beim Lesen!

Katharina Maria Burkhardt
Jänner 2022

KATHARINA

„ÜBER DER VERÄNDERUNG
LIEGT STETS EIN HAUCH
VON UNBEGREIFLICHKEIT."

Carl Friedrich von Weizsäcker
(deutscher Atomphysiker
und Philosoph)

Meine Geschichte zum Thema Hormone beginnt bereits vor meiner Geburt:

Meine Mutter hatte von der achten bis zur zwölften Schwangerschaftswoche Blutungen und war im Krankenhaus. Sie bekam bis zum Ende des vierten Schwangerschaftsmonats Hormonspritzen. In dieser Zeit verlor ich meinen Zwillingsbruder. Nach meiner Geburt am Abend des 20. Februar sah ich meine Mutter zum ersten Mal am darauffolgenden Morgen – Bonding, also ein Aufbau unserer emotionalen Verbindung: gleich null. Das ist vergleichbar mit einer Stressreaktion, welche zu chronisch erhöhter Aufmerksamkeit und erhöhter Reizbarkeit führen und langfristig die Ausschüttung von Cortisol vermindern kann (was in weiterer Folge eine erhöhte

Infektanfälligkeit, Stressintoleranz, Autoimmunerkrankungen usw. nach sich ziehen kann). Meine Mutter hatte in den darauffolgenden Jahren noch drei weitere Abgänge, alle etwa um den dritten Monat herum. Dies wiederum spricht für einen deutlichen Progesteronmangel.

Im zarten Lebensalter von drei Wochen wurde bei mir eine Analstenose diagnostiziert und ich wurde ins Krankenhaus „eingezogen". Dort wurde ich operiert und war sechs Wochen alleine in der Kinderklinik. Meine Eltern durften mich nicht besuchen. Eine unterbrochene Hinbewegung zur Mutter kann als Ursache für später auftretende Autoimmunreaktionen in Betracht gezogen werden, wie sie schließlich auch in meinem Erwachsenenleben diagnostiziert werden sollte.

Hormonell richtig los ging es nach der Geburt meiner dritten Tochter im Jahr 2005. Was das Fass letztendlich zum Überlaufen brachte, führe ich auf die hormonellen Schwankungen während meiner drei Schwangerschaften zurück. Ich hatte eine dreimonatige eitrige Stirnhöhlenentzündung, die durch nichts zu bessern war. Es ging mir zu dieser Zeit richtig schlecht. Ich hatte stark an Gewicht zugenommen, war schrecklich müde, Hände und Augenlider waren geschwollen, nachts plagten mich Panikattacken, Schweißausbrüche und vieles mehr. Dann wurde im Februar 2006 endlich eine Hashimoto-Thyreoiditis festgestellt: eine chronische Autoimmunerkrankung der Schilddrüse, die zu deren Unterfunktion und chronischer Entzündung führt. Mein basaler TSH-Wert (bTSH) lag bei 85 mU/l (normal wäre ein Wert zwischen 0,2 und 4 mU/l). Es wurde sofort eine Hormontherapie mit Levothyroxin-Natrium (T4) eingeleitet und zwei Monate später lag der bTSH-Wert bei 4 mU/l. An meinem erhöhten TPO-Antikörper-Wert (TPO sind Antikörper, die sich gegen das Schilddrüsengewebe richten) änderte sich nichts Gravierendes. Am Gewicht leider auch nicht. Deshalb versuchte ich ein Präparat mit einer Wirkstoffkombination aus den synthetisch hergestellten Schilddrüsenhormonen Levothyroxin-Natrium (T4) und Liothyronin-Natrium (T3) mit einem Anteil an T3, den ich aber überhaupt nicht vertrug. Ich bekam massive Überfunktionssymptome und dachte unter anderem, mein Herz springt mir gleich aus der Brust. Ich machte außerdem meinen ersten Speichelhormontest. Und siehe da: Ich hatte ein Hormonprofil wie eine 80-Jährige – mit 29 Jahren! Durch die Einnahme von Schilddrüsenhormonen und Nährstoffen ging es mir ein bisschen besser, doch mein Weg zu echtem Wohlgefühl sollte noch ein längerer sein.

Ab dem Jahr 2012 begann ich mich dann intensiv mit den Zusammenhängen Darm, Schilddrüse und Nebenniere zu beschäftigen. Zu dieser Zeit hatte ich einen Leaky Gut, die Nebennierenrinde schüttete viel zu wenig Cortisol aus und mein Estriolspiegel war nicht nachweisbar. Den Darm sanierte ich unter anderem mit L-Glutamin, die Nebenniere und den Mangel an Sexualhormonen behandelte ich mit verschiedensten pflanzlichen und bioidenten Hormonpräparaten. Was jedoch immer noch blieb, war das Übergewicht, der verminderte Aktivitätsgrad des intestinalen Mukosaimmunsystems (Schleimhautsystem im Darm) und die Entzündungsschübe der Schilddrüse, die mich alle zwei bis drei Monate regelrecht „ausknockten". Im Jahr 2017 stellte man bei mir noch eine chronische Borreliose und im Jahr darauf einen reaktiven Epstein-Barr-Virus (EBV) fest. Langsam fragte ich mich, ob es denn irgendwas gebe, was ich noch nicht hatte.

Meine TPO-Antikörper sind heute mit glutenfreier Ernährung und Verzicht auf allergene Substanzen um den Faktor 10 gesunken. Die Schübe der Schilddrüse sind weg. Meine Nebenniere hat sich gut erholt, die Histaminintoleranz und der Nitrostress sind nicht mehr nachweisbar. Durch langwierige und komplexe Interventionen habe ich mittlerweile sowohl meinen Darm als auch meine Hormone wieder ins Gleichgewicht gebracht. Die Borreliose und den EBV halte ich mit immunstimulierenden Maßnahmen in Schach.

Die Welt der Hormone mit all ihren Zusammenhängen ist ein komplexes „Betätigungsfeld". Mittlerweile bin ich froh und dankbar, dass ich durch meine eigene Geschichte fühlen und auch lernen durfte, diese Zusammenhänge besser zu verstehen und damit auch Betroffenen besser helfen kann. Mein wichtigstes Lernfeld war, mir selbst, also meinem Körper und meiner Intuition, zu vertrauen und immer weiterzusuchen und zu forschen, bis das Passende gefunden ist. Ich glaube nicht an einheitliche Lösungen und Rezepte, sondern weiß, dass es für jeden Menschen individuelle und komplexe Herangehensweisen und Lösungen gibt – so auch für Transmenschen. Das mag mehr Zeit in Anspruch nehmen, aber es lohnt sich!

SAM

„ÄNDERT SICH DER ZUSTAND DER SEELE,
SO ÄNDERT DIES ZUGLEICH DAS AUSSEHEN
DES KÖRPERS UND UMGEKEHRT:
ÄNDERT SICH DAS AUSSEHEN DES KÖRPERS,
SO ÄNDERT DIES ZUGLEICH AUCH
DEN ZUSTAND DER SEELE. “

Aristoteles
(griechischer Universalgelehrter)

Ich bin Sam Vincent. Ich bin ein anders normaler Mann. Ich wurde 1975 in Wien geboren, als Sabine. Mit einem Körper mit weiblichen Geschlechtsmerkmalen. Als Mann mit der äußeren Hülle einer Frau. Ich kenne das Leben aus beiden Perspektiven, weiß, wie Frauen und Männer denken und fühlen und was sie unterscheidet. Auch, wie man als Frau oder Mann in der Gesellschaft unterschiedlich wahrgenommen und behandelt wird. Und ich kann die Wirkungsweise der Hormone beschreiben. Die inneren und äußeren Veränderungen durch das zugeführte Sexualhormon, das meinem Geburtsgeschlecht entgegengerichtet ist. In meinem Fall Testosteron.

Mein seelisches Geschlecht ist männlich, doch meine Chromosomen sagen etwas anderes: biologisch weiblich. Aber was heißt das? Es heißt, ich bin transident. Oft wird auch der Begriff „transsexuell" verwendet, aber das ist eigentlich nicht die richtige Bezeichnung, denn damit wird man(n) auf das Sexuelle reduziert. Die Sexualität hat nichts mit Transidentität oder „trans sein" zu tun. Es geht um meine Identität und nicht darum, mit wem ich Sex habe. Es geht um meine Geschlechtsidentität und nicht um den Geschlechtsakt. Die sexuelle Orientierung steht wie allen Menschen auf der Welt auch mir offen.

Ich bin also transsexuell, ein Transmann oder transidenter Mann. Meine Geschichte hat „rein gar nix" mit sexueller Orientierung zu tun. Als transidenter Mann möchte ich vollständig in meinem Identitätsgeschlecht leben. Und – was aber nicht automatisch jede transidente Person macht – meinen Körper durch hormonelle und chirurgische Eingriffe an dieses Wunschgeschlecht angleichen.

Im falschen Körper und mit falschem Namen auf diesem Planeten angekommen hieß es schon früh, den Kampf mit allem und jedem aufzunehmen und dabei nie zu vergessen, ich selbst zu sein. Ich war immer schon sehr extrovertiert und gerne unter Menschen. Einige Kinderkrankheiten plagten auch mich und meine erste Operation hatte ich mit 6 Jahren – der Blinddarm, also der Wurmfortsatz, musste raus. Mittlerweile sind es weit über zehn Operationen, die ich auf meinem Weg zu mir selbst überstanden habe.

Ich wurde als Einzelkind geboren und hatte das Glück, offene, herzliche und liebevolle Eltern und eine ebensolche Familie zu haben. Meine Eltern erzogen mich geschlechtsneutral. Mein Vater brachte mir Sport nahe und ich durfte bereits mit 7 Jahren meine Haare kurz schneiden und nur mehr Hosen tragen. Was mir bei meinem gefühlten Ich sehr entgegenkam. Solange ich auch im Freibad als junger Bub durchging, war ich glücklich. Meine Schulzeit war geprägt von dem inneren Wunsch und Erleben, ein Mann zu sein, was aber niemand wusste. Es war eine Zeit, in der ich mich wie viele andere unglücklich in Mädchen verliebte, aber keine Beziehung haben konnte, da ich ja äußerlich weiblich war. Dieses Bewusstsein hat mich innerlich sehr einsam gemacht, aber auch stark. Ich hatte mich damit abgefunden, dass es für mich so eine Art von Liebe und Beziehung einfach nicht gab. Ich war zwar sehr burschikos und trug nur Hosen und männliche Kleidung, konnte aber keine Erfahrungen mit dem für mich anderen Geschlecht, den Frauen, sammeln.

Die Pubertät war ein einziges Hormonchaos und ich entwickelte große Ängste gegenüber meinem Körper, vor allem der Brust. Ich konnte mich weder ansehen noch wirklich bewusst angreifen und verleugnete meinen Körper, obwohl ich versuchte, mich nicht zu verstecken und mit den anderen Sport zu machen. Ich ging sogar schwimmen.

Die Pubertät war geprägt von Sehnsüchten. Der Wunsch, als Mann zu leben, wurde immer stärker. Ich stand auf Frauen, aber nicht als Lesbe, sondern als Mann. Ich wusste, dass ich das mit meinem weiblichen Körper nicht ausleben konnte.

In den 1980er- und -90er Jahren war das Thema Transsexualität nirgends präsent und ich dachte, so wie ich mich fühlte, gab es das nur bei mir. Ich schrieb Bücher mit Geschichten, in denen ich der Mann war, als der ich mich empfand und wo ich mein Mannsein auslebte. Ich tagträumte von einem Leben mit Familie und Sexualität, aber in der Realität, also nach außen hin, war ich ein Mädchen – Schulsprecherin mit einer großen Begeisterung fürs Fotografieren, für Menschen und meine Freunde. Ich liebte das Leben trotz des Schmerzes.

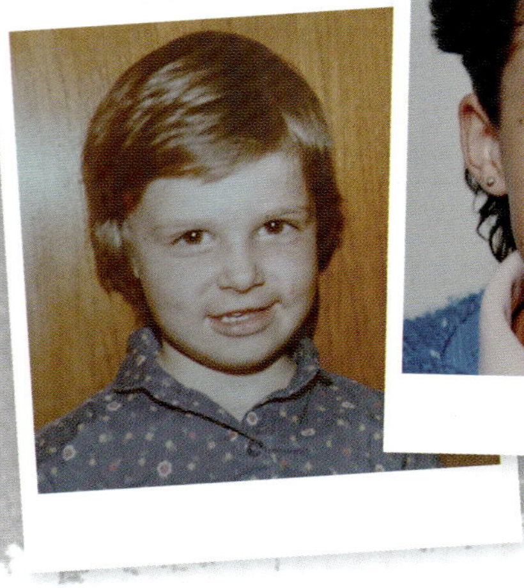

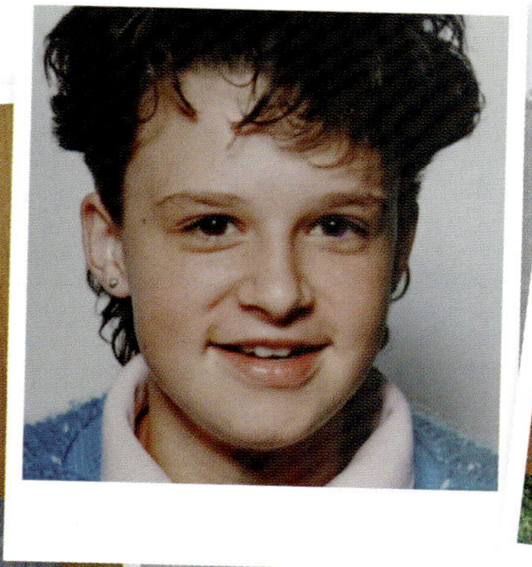

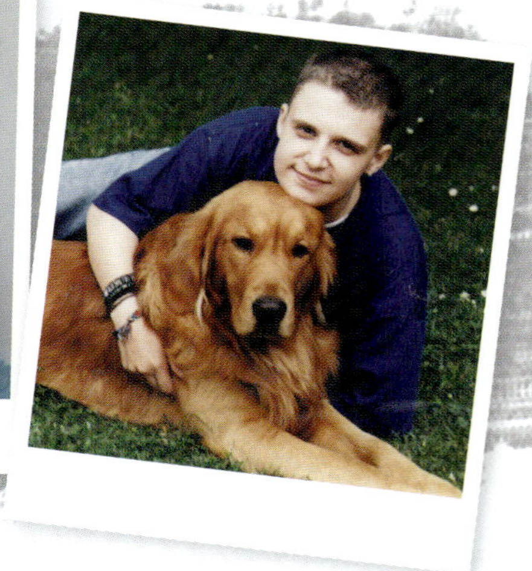

Ich habe mein Wunschgeschlecht relativ lange in mir versteckt und erst recht spät die Angleichung – oder Transition – begonnen. Ich ging durch meine Schulzeit und die darauffolgende Ausbildung zum Werbekaufmann im für mich falschen Geschlecht und begann meinen ersten Job mit meinem „falschen" Namen und meiner „falschen" Identität. Ich habe über 20 Jahre lang in der Pressebeobachtungsbranche gearbeitet und meine Kollegen und Chefs wussten von meiner Transidentität und haben mich auf meinem Weg unterstützt, genauso wie meine Familie und Freunde. Ich bin immer offen mit dem Thema umgegangen und habe mich nie verstellt.

Mit 20 Jahren hatte ich einen Nervenzusammenbruch, weil die Angst vor meinem Körper und der seelische Leidensdruck zu groß wurden. Ich begann meine erste Therapie, um meine Identität zu finden. Meine Freunde und mein Umfeld fanden es nicht wirklich verwunderlich, als ich mit der „Wahrheit" rausrückte – dass ich nicht lesbisch war, weil ich mich zu Frauen hingezogen fühlte, sondern dass ich mich als Mann fühlte. Aber meine Angst, alle Menschen, die ich liebte, zu verlieren, hatte mich davon abgehalten, etwas zu sagen. Die Angst, es mir selbst einzugestehen und zu erkennen:

Es ist so und wenn du so leben willst, wie du dich fühlst, musst du losgehen – das hat mich all die Jahre warten und zweifeln lassen. Selbst in der Therapie noch hatte ich Angst, wie das alles ausgehen könnte; ob mein Gefühl wirklich ausreicht. Man weiß nie: Was bedeutet es eigentlich, ein Mann zu sein und was macht einen Mann aus? Warum fühlt man sich so? Ich kann es bis heute nicht beantworten, weil das niemand kann. Es ist, als ob man jemanden fragt: Wie fühlt sich Liebe an? Man weiß es einfach, spürt es. Ich wusste immer: Ich fühle mich nicht als Frau. Aber macht mich das automatisch zum Mann? Reicht es aus, sich nicht als Frau zu fühlen und was heißt das? Reicht es aus, sich als Mann zu sehen und sich ein Leben als dieser zu wünschen? Reichen Gefühle, Emotionen, Wünsche und Gedanken aus oder braucht es einen Beweis?

Die wichtigste Erkenntnis für mich war, dass es keinen medizinischen Beweis dafür geben muss, wer man ist. Es kommt darauf an, wie ich mich fühle und was ich will.

Solange ich niemand anderem schade, kann ich mein Leben leben, wie ich will – als der Mensch, der ich bin oder sein will.

Eine Freundin hat mal zu mir gesagt: **„Es gibt keine falschen Entscheidungen. Es kommt nur darauf an, was du daraus machst…“**

Diese Aussage ist zu meinem Lebensmotto geworden und hat mich angetrieben, weiterzugehen. Vor jeder OP, vor der Einnahme der Hormone, vor jeder einschneidenden Entscheidung hat sie mir den Druck genommen, eine Entscheidung als endgültig anzusehen. Nein, ich kann alles daraus machen; selbst dann was ändern, wenn mir der Mut fehlt, die Entscheidung mit dem Kopf zu treffen. Ich darf mich auf mein Bauchgefühl verlassen, und wenn mir dieses auch Zweifel signalisiert, darf ich es trotzdem wagen. Man geht los und dann bleibt man stehen und macht alles in seinem Tempo. Der Weg zu einem selbst hat keinen vorgeschriebenen Pfad, kein Muss oder eine Schablone. Man tut das, was sich gut und richtig für einen anfühlt. Man kann alles, muss aber nicht. Solange man nicht einen anderen Menschen verletzt oder in etwas verwickelt, was dieser nicht will, darf man in seinem Leben alles tun, was man will. Gehen, stehen bleiben, umkehren, zweifeln und auch seine Meinung ändern.

Ich habe meinen Weg, den ich nach all den Jahren des Zweifelns gewählt habe, nie bereut. Manchmal bedauere ich es, nicht schon früher zu mir aufgebrochen zu sein. Es ist die schönste und beste Erfahrung, die man machen kann. Jeder Mensch sollte bei sich sein; sich auf den Weg zu sich selbst machen, glücklich werden und ankommen können. Es ist eine Riesenchance, die ich hatte und so schwer und kompliziert dieser Weg auch war und ist: Ich möchte keinen Schritt davon missen.

Mit 35 Jahren hatte ich den Mut, diesen Weg zu starten und jetzt, zehn Jahre später, lebe ich glücklich mit meiner Familie, als wäre es nie anders gewesen. Die Einnahme von Testosteron im Zuge der Angleichung hat mein Äußeres nach nunmehr über zehn Jahren so weit verändert, dass ich in der Gesellschaft als „der Sam“ wahrgenommen werde. Keiner, der mich sieht oder anspricht, vermutet eine andere Geschlechtsidentität als die männliche. Vielleicht sind es die vielen Narben, die kleineren Hände und die geringe Körpergröße, die einen auch nach Jahren noch „verraten" könnten.

Ich hatte Beziehungen mit Frauen, die darüber Bescheid wussten und mit mir als Mann lebten. Auch schon vor der Angleichung. Der Körper war nie ein Hindernis für sie; nur für mich. Es ging um die Seele, die Identität.

Ich bin in erster Linie Mensch und dann erst Mann. Ich setze mich für Akzeptanz ein, weil Toleranz nicht genügt.

Auf dem Weg zu mir selbst halfen mir der öffentliche Ausdruck meiner Gefühle in meinem Blog (www.schweigsamer.at) und meine Arbeit als Berater in einem Transverein dabei, mit den Veränderungen, vor allem den hormonellen, besser umzugehen. **Ich habe erfahren, dass, sobald du zu dir selbst stehst, die anderen meist viel besser damit umgehen können.** Sie wissen dann, woran sie sind und wie sie mit dir reden sollen. Mein familiäres Umfeld, meine Freunde sind immer hinter mir gestanden. Es fällt mir einfach zu sagen, dass ich es leicht gehabt habe. Viele glauben mir das nicht. Der Leidensdruck war trotzdem stark, aber mein Umfeld hat es mir leicht gemacht. Das will ich damit sagen. Die Pubertät möchte ich nicht nochmals durchleben. Die Operationen und Therapien waren für mich nicht schwer. So unglaublich es klingen mag: Man freut sich auf die beginnende Hormontherapie und auf die Operationen.

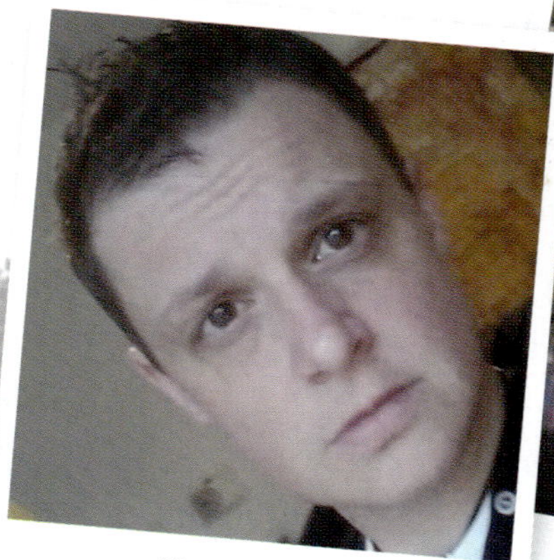

Jänner **2012**

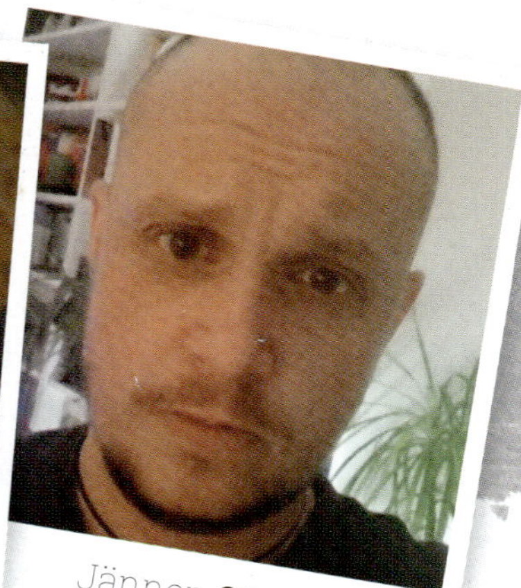

Jänner **2016**

Meine geschlechtsangleichenden Operationen habe ich jetzt hinter mir, auch wenn ich nicht alle machen habe lassen. Was sind das für Operationen? Sie helfen, den Körper ans Wunschgeschlecht anzugleichen. Ich spreche hier von Brustentfernung, der Entnahme der inneren Geschlechtsorgane (Gebärmutter und Eierstöcke) und dem Aufbau eines Penis. Mittlerweile sind es über zehn Operationen. Es gäbe noch weitere Operationen wie den Einsatz einer Penisprothese, aber nach meinem bisherigen Weg brauche ich diese nicht und möchte auch nicht noch mehr Operationen, die für mich keinen Unterschied machen beziehungsweise mich nicht „noch mehr" zum Mann machen.

An das „erste Mal" unterm Messer kann ich mich noch gut erinnern. Das war die Operation, wo ich mir meine Brüste entfernen ließ, und es war wie mein 2. Geburtstag – ein unglaublich befreiendes Gefühl. Damals arbeitete ich noch in einer Medienbeobachtungsagentur und hatte das Glück, von sehr toleranten Arbeitskollegen umgeben zu sein.

Auf diesem Weg habe ich Katharina gefunden. Sie hat mir in meinem emotionalen und hormonellen Chaos einen Leitfaden, eine Perspektive gegeben und heute lebe ich mehr denn je im Einklang mit mir. Und noch viel mehr ist sie mir eine unglaublich wertvolle Freundin und Wegbegleiterin geworden, die ich ohne mein Hormonchaos nie in meinem Leben hätte begrüßen dürfen. Ich schätze sie als Mensch und Freundin und daraus ist die Idee entstanden, dieses gemeinsame Buch ins Leben zu rufen. Ich hatte die Kraft der Hormone und wie viel sie bewirken können nie für möglich gehalten: Wie wir sind, wohin wir uns entwickeln und wie gut man ein Ungleichgewicht wieder ins Lot bekommt. Oder was es bedeuten kann, „hirnlos" Hormone zu sich zu nehmen. Darum auch mein/unser Anliegen, über diesen wichtigen Teil in unserem Leben zu schreiben und Dinge anzusprechen, die zu sagen man sich vielleicht nie getraut hat oder die man sich selbst nie eingestehen wollte.

Hormone betreffen alle Menschen, nicht nur Transpersonen!

Hormone unterstützen uns auf unserem Weg, sie verändern, bereichern oder aber schaden uns. Sie sind Ursache für viele Krankheiten oder Emotionen, aber ohne sie wären wir nicht der Mensch, der wir sind. Unterschätzt die Macht der Hormone nicht – macht sie euch zu Nutze!

Ich bin ein anders normaler Mann und ich möchte nicht anders geboren sein. Ein Leben, in dem man solche Erfahrungen machen kann, zu sich selbst finden darf, möchte ich nicht missen. Ich bin bei mir selber angekommen – auch dank der Hormone.

EVERYTHING
YOU'VE
EVER WANTED
IS SITTING ON
THE OTHER SIDE
OF FEAR.

George Addair

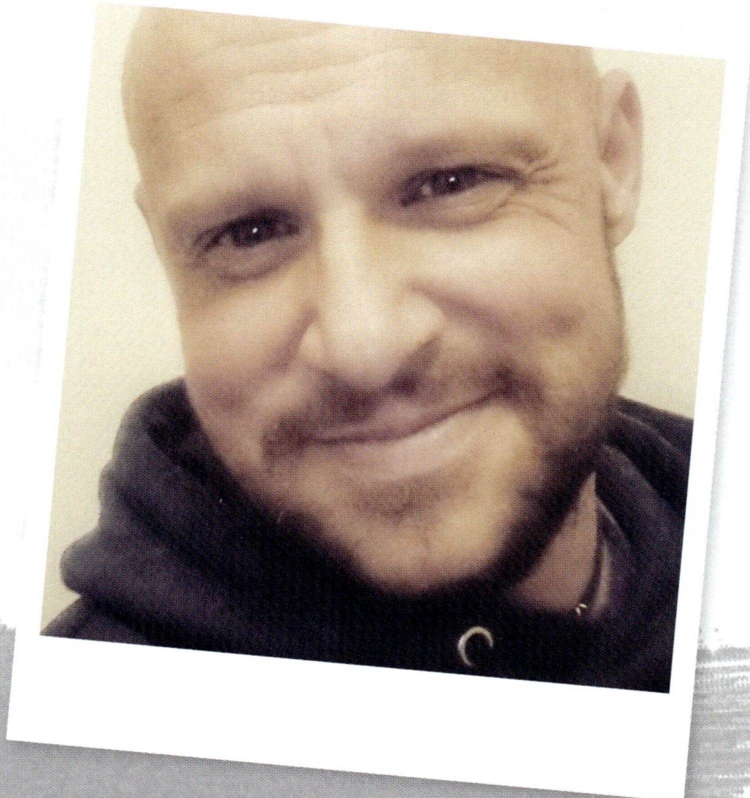

Begriffserklärungen

Bevor wir starten, noch ein kurzer Überblick zu den wichtigsten Begriffen.

Cisgender, kurz „cis“: Ausdruck für Nicht-Transgender-Personen. Die Geschlechtsidentität der Person stimmt mit den dazugehörigen Körpermerkmalen überein. Andere Bezeichnungen sind z.B. Bio-Frau bzw. Bio-Mann.

Transidentität bzw. trans: Die gefühlte Geschlechtsidentität stimmt nicht mit den Geschlechtsmerkmalen überein. Deutsches Wort für „transsexual“ (engl.), das fälschlicherweise mit Transsexualität/Transsexualismus übersetzt wird. Hier geht es jedoch um Identität und nicht um Sexualität.

Transgender: Überbegriff über alle Phänomene, bei denen Geschlechtergrenzen überschritten werden. Viele Personen, die sich nicht in eine Kategorie einordnen wollen/können, bezeichnen sich selbst auch gerne als Transgender.

Transmann (TM): Eine Person, die mit biologisch weiblichen Körpermerkmalen und Chromosomen geboren wurde, die sich jedoch in ihrer Identität männlich fühlt. Ein Transmann ist ein transidenter Mensch. Gleichwertig sind die Bezeichnungen FtM und FzM.

= **FtM:** Abkürzung für „female-to-male“ (engl.), weiblich zu männlich transidenter Mensch (Frau zu Mann). FtM ist gleichwertig mit den Bezeichnungen FzM oder Transmann.

= **FzM:** Frau zu Mann transidenter Mensch. FzM ist gleichwertig mit den Bezeichnungen FtM oder Transmann.

Transfrau (TF): Eine Person, die mit biologisch männlichen Körpermerkmalen geboren wurde, die sich jedoch in ihrer Identität weiblich fühlt. Eine Transfrau ist ein transidenter Mensch. Gleichwertig sind die Bezeichnungen MtF und MzF.

= **MtF:** Abkürzung für „male-to-female“ (engl.), männlich zu weiblich transidenter Mensch (Mann zu Frau). MtF ist gleichwertig mit den Bezeichnungen MzF oder Transfrau.

= **MzF:** Mann zu Frau transidenter Mensch. MzF ist gleichwertig mit den Bezeichnungen MtF oder Transfrau.

Sexuelle Orientierung (ohne Anspruch auf Vollständigkeit):

a(sexuell): man fühlt keine oder wenig sexuelle Anziehung zu anderen Menschen

bi(sexuell): man fühlt sich zu Frauen und zu Männern sexuell hingezogen

demi(sexuell): man fühlt erst dann eine sexuelle Anziehung zu einem Menschen, nachdem man eine vertrauensvolle Beziehung zu ihm aufgebaut hat

hetero(sexuell): in seinem sexuellen Empfinden und Verhalten zum anderen Geschlecht hinneigend

homo(sexuell): in seinem sexuellen Empfinden und Verhalten zum eigenen Geschlecht hinneigend (lesbisch = Frau zu Frau, schwul = Mann zu Mann)

novo(sexuell): man ist sich nicht sicher, welche sexuelle Orientierung man hat

omni(sexuell): man fühlt eine sexuelle Anziehung gegenüber Menschen aller Geschlechter und präferiert kein bestimmtes Geschlecht

pan(sexuell): man fühlt sich zu allen Geschlechtern bzw. Menschen unabhängig von ihrem Geschlecht hingezogen

poly(sexuell): man fühlt sich zu Menschen mehrerer Geschlechter sexuell hingezogen (aber nicht zu allen)

queer: eine Sammelbezeichnung für Menschen, Handlungen, Bewegungen oder Dinge, die mit dem Ausdruck ihrer geschlechtlichen Identität und/oder sexuellen

Orientierung nicht der gesellschaftlichen Cisgender-Heteronormativität entsprechen (z. B.: queere Szene, queeres Festival,...)

quoi(sexuell): man hat Schwierigkeiten, verschiedene Arten von Anziehung voneinander zu unterscheiden

LGBTIQ: Abkürzung für „Lesbian/Gay/Bi/Trans/Inter/Queer" (engl.), auf Deutsch: lesbisch/schwul/bisexuell/transgender/intersexuell/queer

Dies ist laut Wikipedia die Kurzform für alle Geschlechter, Geschlechtsidentitäten und sexuellen Orientierungen, die von heterosexuellen Normen abweichen. Eine sehr diskriminierende Umschreibung, wie ich finde, da man hier annimmt, dass heterosexuelle Normen das Maß aller Dinge und „das Normale" sind. Aber das Leben besteht aus Vielfalt und darum beschreibe ich diesen Begriff mit der Zusammenfassung verschiedener Lebensausprägungen, mit Vielfalt und das Leben liebenden Menschen. Diese Menschen, die sich diesen Begriffen zuordnen möchten, wollen oder müssen, werden oftmals als Mitglieder sogenannter Randgruppen bezeichnet, weil sie eben auch „anders normal" sind. Ich finde es eigentlich witzig, dass „T", genauso wie „I" überhaupt bei LGBTIQ dabei ist. Da wird wiederum Sexualität mit Identität vermischt. Ich verstehe daher, wenn Menschen hinsichtlich der Unterschiede verwirrt sind. Es gibt solch eine Vielfalt an Lebensweisen und es ist so schön, dass jeder so leben kann oder sollte, wie er will. Vielleicht können wir ja irgendwann aufhören, diese Dinge überhaupt zu benennen. Es gibt nicht die anderen und uns, sondern nur Menschen. Ich bin trans, aber in erster Linie Mensch. Allenfalls bin ich transHUman.

Drag-Queens: zumeist homosexuelle Männer, die sich bei Gelegenheit in parodistischer Manier als oftmals extrem überzeichnete Frau verkleiden („Drag" steht auch für Widerstand)

Transvestiten/Crossdresser: Menschen, die aus verschiedenen Beweggründen die Kleidung des anderen Geschlechts tragen, jedoch nicht (unbedingt) an ein Leben im anderen Geschlecht denken

Travestie: eine Kunstform, bei der das andere Geschlecht meist in parodistischer Form dargestellt wird

Intergeschlechtlichkeit/-sexualität – inter* oder auch Variationen der Geschlechtsmerkmale: betrifft Menschen, die mit Geschlechtsmerkmalen geboren sind, die nicht den „klassischen Idealen" eines rein männlichen oder weiblichen Körpers entsprechen und geschlechtlich/körperlich schwer einem der beiden Geschlechter zuzuordnen sind

(nähere Infos: vimoe.at)

Binder: Brustbinder, die Transmänner vor der Brustentfernung zum Abbinden/Abflachen der Brust verwenden

Coming-out: das öffentliche Bekenntnis zu seiner transidentitären oder sonstigen von der heterosexuellen „Norm" abweichenden Veranlagung

GA-OP: geschlechtsangleichende Operation (Operation von transidenten Personen)

Geschlechtsangleichung: Angleichung des Äußeren an das gefühlte Geschlecht durch Operationen und Hormonbehandlung. Wird fälschlicherweise oft als Geschlechtsumwandlung bezeichnet.

Geschlechtsumwandlung: irreführende Bezeichnung für die Angleichung des Äußeren an das gefühlte Geschlecht durch Operationen und Hormonbehandlung. Richtige Bezeichnung: Geschlechtsangleichung

Glansplastik: Nachbildung der Eichel durch eine spezielle Schnittführung und Naht und Transplantation eines Hautstreifens

HRT: hormon replacement therapy = Hormonersatztherapie. Dabei werden körpereigene Geschlechtshormone geblockt und gegengeschlechtliche Hormone verabreicht. Dies führt zu einer Verweiblichung bzw. Vermännlichung.

Hysterektomie: operative Entfernung der Gebärmutter

Klitpen/Klitorispenoid: Mobilisierung und Streckung der Klitoris. Die Harnröhre wird aus den kleinen Schamlippen von der weiblichen Harnröhrenöffnung bis zur Klitorisspitze verlängert. Ermöglicht Urinieren im Stehen.

Kolpektomie: operative Entfernung der Scheidenhaut und Verschluss der Scheide

Mastektomie: operative Entfernung von Brustgewebe

Outing: siehe Coming-out

PÄ: Personenstandsänderung von Frau zu Mann bzw. von Mann zu Frau. Die Geburtsurkunde wird am Standesamt nach Vorlage der Diagnose „Transsexualität" neu ausgestellt. In Wien ist nur noch die Bestätigung von Psychiater, Psychotherapeut oder klinischem Psychologen nötig.

Packer/Penisprothese: realistisch aussehender Penis (teilweise mit realistisch aussehenden Hoden), meist aus Silikon

Passing: Prozess der äußerlichen Angleichung

Penoidaufbau/Phalloplastik: großer Penisaufbau durch Hauttransplantation aus dem Unterarm oder aus dem Oberschenkel

Surgery: siehe GA-OP

Transition: Prozess der Geschlechtsangleichung

VÄ: Vornamensänderung. Diese kann nach Erhalt der Diagnose „Transsexualität" beim Magistrat beantragt werden.

Quellen: Transgender Team Austria, Dr. Lubos Kliniken, Wikipedia

Trans* – Basics

Das Gendersternchen * ist ein Platzhalter für die verschiedenen Geschlechteridentitäten

1. Was ist Transidentität, Transgender oder Transsexualität überhaupt?

Diese drei Begriffe werden meist synonym verwendet. Transsexuelle Personen sind biologisch eindeutig männlich oder weiblich. Ihre gefühlte Identität ist jedoch genau gegenteilig. Im Gegensatz dazu besitzen intersexuelle/intergeschlechtliche Menschen Chromosomen und oft auch Merkmale beider Geschlechter.

Die Weltgesundheitsorganisation (WHO) klassifiziert Transsexualität als „Geschlechtsidentitätsstörung". Transsexuelle selbst empfinden diese Formulierung als abwertend, weil sie etwas Krankhaftes impliziert. Ein hormonelles Ungleichgewicht während der Embryonalentwicklung, psychische oder soziale Gründe – Erklärungsversuche und Studien gibt es viele, aber eine eindeutige Ursache für Transsexualität konnten Experten bisher nicht ausmachen.

Transsexualität oder Transidentität ist laut Definition der WHO „der Wunsch, als Angehöriger des anderen Geschlechtes zu leben und anerkannt zu werden. Dieser geht meist mit Unbehagen oder dem Gefühl der Nichtzugehörigkeit zum eigenen anatomischen Geschlecht einher. Es besteht der Wunsch nach chirurgischer und hormoneller Behandlung, um den eigenen Körper dem bevorzugten Geschlecht so weit wie möglich anzugleichen."

Transsexualität, auch als Geschlechtsidentitätsstörung oder Gender Dysphoria (GD) bezeichnet, ist in der Internationalen Klassifikation der Krankheiten und verwandter Gesundheitsprobleme („ICD-10") als F64–0 klassifiziert und bezieht sich auf die Person, deren biologisches Geschlecht nicht mit seiner Geschlechtsidentität übereinstimmt, das heißt, sie empfindet ein anderes Geschlecht, als ihm bei der Geburt zugewiesen wurde. Bei Transmännern handelt es sich zum Beispiel um biologisch geborene Frauen, die sich mit dem männlichen Geschlecht identifizieren.

2. Ist Transidentität eine Krankheit?

Derzeit wird „Transsexualismus" laut WHO und dem IDC-10 als Störung der Geschlechtsidentität bezeichnet und den Persönlichkeits- und Verhaltensstörungen zugeordnet. Somit leben Transpersonen aktuell damit, dass sie als psychisch kranke Menschen eingestuft werden, obwohl eigentlich der biologische Körper nicht zur Identität passt. Es ist aber schwierig, trans* überhaupt einzuordnen. Seit 2022 gibt es im ICD-11 eine neue Formulierung, und zwar jene der Gender Incongruence. Geplant ist, dass der ICD-11 nach einer Übergangszeit von fünf Jahren die bisherige Version ablöst.

Neben dem ICD-10 bzw. -11 gibt es auch noch den DSM-5. DSM steht für „Diagnostic and Statistical Manual of Mental Disorders" und ist ein Klassifikationssystem, das von der Amerikanischen Psychiatrischen Vereinigung (APA) herausgegeben wird und ausschließlich psychiatrische Krankheiten beschreibt. Auch das DSM-5 sieht Transidentität erstmals nicht mehr als psychische Erkrankung an, jedoch das Leiden an der Genderinkongruenz (= Geschlechtsdysphorie) weiterhin als behandlungsbedürftig, wodurch die Behandlung weiterhin eine Kassenleistung bleibt. Denn wenn es keine Krankheit wäre, bräuchte die Kasse auch nichts zu zahlen. Der DSM-5 findet derzeit bei der Diagnosestellung in Österreich kaum Berücksichtigung.

Zur Entpathologisierung von Transidentität meinte Prof. Dr. Udo Rauchfleisch, Fachpsychologe, Psychoanalytiker und emeritierter Professor an der Universität Basel für Klinische Psychologie, in seinem Beitrag „Medizinische Einordnung von Trans*identität" auf https://www.bpb.de (Weblink im Anhang) unter anderem:

„Wenn am 1. Januar 2022 die ICD-11 mit der Diagnose ‚Gender Inkongruenz' im Kapitel ‚Probleme/Zustände im Bereich der sexuellen Gesundheit' in Kraft tritt, ist die Entpathologisierung damit allerdings deutlicher erfolgt worden als mit der DSM-5-Diagnose „Genderdysphorie".

Forschungsschwerpunkte von Rauchfleisch sind unter anderem Transsexualität/Transidentität und Homosexualität.

3. Wie „merkt" man, dass man trans* ist?

Viele berichten von unterschiedlichen Weisen, wie „es" sich äußert. Bei mir war es bereits im Kindergarten der Wunsch, ein Bub zu sein. Ich habe mich wohlgefühlt, wenn mich andere als Junge wahrgenommen haben. Ich war unglücklich, als ich meine Haare so wie die anderen Mädchen wachsen lassen und Röcke anziehen musste. Im Sommer liebte ich es, Badehosen zu tragen und mit den anderen Burschen die Mädchen zu necken. Ich habe mich in der Volksschule Hals über Kopf in eine gute Freundin verliebt und war todtraurig, weil sie auf Buben stand und ich nicht dazugehörte. Ich kann davon berichten, dass ich glücklich war, solange sich mein Körper aufgrund der Hormone nicht veränderte. Ich konnte als Junge leben, in meinen Träumen, malte mir männliche Namen für mich aus und phantasierte schon früh von einer Familie mit einer Frau und Kindern. Ich fühlte und sah mich dabei immer als Mann; wollte immer so gesehen werden. Ich merkte als Kind, dass etwas anders war, aber ich wusste nicht, was. Ja, ich fühlte mich zu Mädchen/Frauen hingezogen, aber nicht als Frau – diesen Körper und die Zugehörigkeit lehnte ich ab –, sondern als Mann, der in mir war, aber nicht gesehen werden konnte.

Manche Transmänner berichten von typischer Kleidung oder typischem Jungenspielzeug, das Tragen von kurzen Haaren und dem Ablehnen weiblicher Merkmale und Dinge. Viele suchen Bestätigung, wenn sie mir erzählen, was sie nicht alles typisch Männliche gemacht haben. Weil sie die Gewissheit brauchen, dass sie trans sind. Es gibt keine Gewissheit. Das weiß ich von mir selber. Es gibt keine Schablone, die man über den Menschen legt und dann weiß man: „Ok, ich bin es." oder „Ich bin es nicht." Aber wie weiß ich, dass ich es bin? Es ist egal, was ich bin oder in welche Schublade ich gehöre, wichtig ist nur, dass ich mir die Schublade selber aussuche, in die ich gehören möchte. Es gibt keinen richtigen oder falschen Hinweis, ob man transident ist oder nicht. Jeder kann nur die Summe der Gefühle, die er in sich trägt und den Wunsch, im empfundenen Geschlecht leben zu wollen, als „Beweis" sehen.

4. Gibt es ein klassisches Alter, in dem man „es" merkt?

Das Alter, in dem man „merkt", dass man anders normal ist, lässt sich nicht fix für alle festmachen. Hier gibt es unterschiedliche Stadien, abhängig auch davon, wie und wo man aufwächst und mit welchen Infos man versorgt wird. Ich dachte bis 17, dass ich der Einzige bin, der so ist. Aber in den 1980/90er-Jahren ohne Facebook und Internet, nur mit Büchern, denkt man schnell so. Ich wollte es aber wohl auch nicht wahrhaben. Man schiebt es lieber vor sich her und verleugnet es, weil einem alles andere Angst macht. Schnell war mir klar: Für mich wird es kein Leben und Lieben als Mann geben, also bleibe ich alleine. Denn wenn ich der sein will, als der ich mich fühle, muss ich unglaubliche Hürden nehmen: Therapie, OPs, Schmerzen und zunächst vor allem ein Outing. Ich müsste die Angst überwinden, es mir selber einzugestehen und den Mut haben, loszugehen.

Das Alter, in dem viele sich outen oder den Wunsch offen vor Eltern, in Beratungsstellen, Transvereinen, Gruppen oder bei mir persönlich kundtun, wird immer jünger. Junge Menschen sind heute gefühlt mutiger und besser vernetzt, besser informiert und das Thema ist „moderner" und mehr in den Medien. Außerdem gibt es heutzutage andere Möglichkeiten (chirurgischer und therapeutischer Art) und die Diskriminierung und „Unmöglichkeit" vieler Dinge ist nicht mehr überall gegeben. Vor allem Transmänner starten in sehr jungen Jahren, wobei bei Transfrauen immer noch viele in höherem Alter die Transition beginnen.

Bei mir hatte es definitiv mit meiner Persönlichkeit zu tun, dass es länger gedauert hat, Ich bin ein sicherheitsliebender Mensch und wäge immer alles ab. Was völlig okay ist, da man als älterer Mensch mit mehr Lebenserfahrung und Geduld aufwarten kann. Andererseits hat man viele Jahre verpasst. Aber man lernt beide Welten besser kennen, wenn man mehr als die Hälfte seines Lebens als Frau in der Gesellschaft gelebt hat.

Erfahrungen von anderen Transmännern und -frauen:*

* Die Statements und Erfahrungsberichte anderer Transmänner und Transfrauen im Buch wurden stellenweise gekürzt.

TM: *„Ich denke, ein klassisches Alter, in dem man es krass merkt, ist die Pubertät. Da kommen die typisch männlichen/weiblichen körperlichen und emotionalen „Teile" zum Vorschein. Ich habe es schon im Volksschulalter gemerkt. Habe mich einfach nie als typisches Mädchen gesehen. Und dann ganz extrem in der Pubertät – da war einfach nur Hass auf meinen Körper. Worüber sich Gleichaltrige gefreut haben (erste Periode, Brust wächst), das hat mich nur wütend gemacht."*

TF: *„Ein typisches Alter in dem Sinne kann es meiner Meinung nach nicht geben, weil zu viele äußere Faktoren ebenfalls eine große Rolle spielen. Allerdings glaube ich, dass die meisten spätestens in der Pubertät Anzeichen bemerken. Da kamen gewisse Zweifel an meiner Geschlechterrolle auch bei mir. Vielleicht schon früher. Ich habe mich seit der Pubertät nie wirklich „gut" gefühlt. Das war zu einem großen Teil schlicht und einfach der Tatsache geschuldet, dass ich immer versucht habe, eine Maske zu tragen. – Ein harter Weg, aber jeder einzelne Schritt nach vorne ist es wert!"*

TF: *„Merken... Ich wusste mein ganzes Leben lang, dass ich anders bin. Was trans eigentlich bedeutet und dass es tatsächlich möglich ist, im Identitätsgeschlecht zu leben, weiß ich erst seit ein paar Jahren. Wirklich verstehen tu ich das erst seit meinem Coming-out, als ich erfahren hab, dass es HRT gibt."*

TF: *„Ich denke, dass jede bzw. jeder es in einem anderen Alter merkt. Ich merkte schon mit ca. 3 oder 4 Jahren, dass ich anders bin als meine Nachbarin (sie ist gleich alt wie ich) und das gefiel mir gar nicht. Ich lief damals auch in den Schuhen meiner Mama und wollte Kleider und Röcke wie meine Nachbarin tragen. Ich war enttäuscht, wusste aber nichts von „Transsein" oder so. Es hat mich einfach geärgert, dass ich nicht die-*

selben Sachen wie meine Nachbarin anziehen kann. Und das ewige „Du bist ein Bub, also kannst du dich nicht wie ein Mädchen anziehen!"… Warum nicht? Ich habe mich doch immer als Mädchen gefühlt und verstand das gar nicht. Auch nicht, dass ich sooo gerne mit Puppen spielen wollte und Fußball oder Autorennen mich nie interessiert haben. Ich erkannte, dass ich das in meinem Umfeld nicht leben darf, aber die Anpassung fiel mir immer schwerer. Ich hatte nie Freunde, immer nur Freundinnen."

5. Hat Erziehung einen Einfluss auf die Entwicklung von „Trans*"?

Wissenschaftlich gesehen: Nein. Es konnte in Studien belegt werden, dass Erziehung an der Transidentität nichts ändert und darauf keinen Einfluss hat (siehe auch Frage 17). Sie hat meiner Erfahrung nach eher Einfluss auf das Outing, das psychische Empfinden der transidenten Menschen, auf deren Selbstwahrnehmung, Selbstliebe und darauf, wie sie die Transition innerhalb der Familie erleben. Auch kann man die Frage unterschiedlich verstehen. Man erzieht niemanden zu einem transidenten Menschen, noch „ab-erzieht" man jemandem das Identitätsgeschlecht. Aber die Erziehung hat generell Einfluss auf die Entwicklung der Persönlichkeit jedes Menschen, egal, ob weiblich oder männlich. Die Erziehung beeinflusst sicher auch, in welchem Alter man sich outet und wie jung/alt man dabei ist. Eltern und familiäres Umfeld prägen uns und der Einfluss von innen und außen ist enorm für die Entwicklung. Es kann viel schwerer sein für jemanden, der transident ist – oder aber auch nicht.

Ich hatte das Glück, dass ich nie speziell „weiblich" erzogen wurde. Meine Eltern haben nie versucht, mir Dinge aufzuerlegen, die ich nicht wollte. Mit 7 Jahren wollte ich keine Kleider mehr anziehen und auch meine Haare kurz tragen und ich durfte das alles machen. Meine Eltern haben mich eher bestärkt in allem, was ich wollte, und mir keine Hürden bewusst in den Weg gelegt. Damals dachten sie natürlich, sie haben eine burschikose Tochter. Ich durfte Badehosen tragen und Fußballspielen gehen. Ich durfte alles machen und mein Vater hat mich wie einen Sohn erzogen, weil er Sport liebte und mir alles beigebracht hat.

Ich habe Gott sei Dank nie wirklich Einschränkungen erleben müssen. Ob das damit zu tun hatte, dass ich ein Stadtkind bin, meine Eltern sehr offen und tolerant allem gegenüber waren und mir diese Einstellung auch mitgegeben haben oder ob es auch mit der Bildung meiner Eltern und Großeltern zu tun hatte, kann man nur vermuten. Die Erziehung hatte sicher Einfluss darauf, wer ich als Mensch bin und auf meine Entwicklung bis heute, mit allen Werten und Sichtweisen und der Selbstliebe und Akzeptanz anderer. Aber mit dem Transsein direkt hat es für mich nichts zu tun.

Erfahrungen von anderen Transmännern und -frauen:

TF: *„Ja, definitiv. Nicht im Sinne von ‚Eine bestimmte Erziehung führt dazu, dass du trans wirst', sondern eher: Je nach Erziehung kann der Weg zur (Selbst)Erkenntnis wahnsinnig schwer sein."*

TF: *„Ja, Erziehung hat definitiv einen riesigen Einfluss. Wenn man das Gefühl hat, bei den Eltern auf Ablehnung zu stoßen, spricht man sie auch nicht darauf an. Ich hab' mich mein ganzes Leben lang dafür geschämt und meine Transidentität vor meiner Familie und meiner Frau geheim gehalten. Was mich im Endeffekt in eine sehr schwere Depression getrieben hat, ohne es zu wissen."*

TF: *„Die Erziehung hat gewaltigen Einfluss auf mich gehabt. Aber in dem Sinn, dass ich auch als Erwachsener noch diese Rolle im falschen Geschlecht spielen wollte und es gelang mir auch so recht und schlecht. Erst im Herbst 2016 kam der ganz große Zusammenbruch. Damals war ich echt suizidgefährdet."*

TM: *„Generell kann man das so sicher nicht sagen. Es gibt schon Eltern, die darauf schauen, dass ihr Kind typisch weiblich/männlich gekleidet ist und dass das Verhalten zum Geschlecht passt. Ich habe als Lehrer einige solche Erfahrungen mit Eltern gemacht. Bei mir hat die Erziehung da aber keine Rolle gespielt. Mein Dad hat zwar nicht verstanden, warum ich keine Kleider/Röcke trage und warum mir kurze Haare lieber sind, aber erziehungsmäßig gab es keinen Unterschied zwischen mir und meinem Bruder."*

6. Was ist besser am Mannsein?

Nichts. Für mich bedeutet es nur, als der wahrgenommen zu werden, der ich bin. Und als der Mensch und in meinem Fall Mann leben zu können, als der ich mich fühle. Mannsein zu beschreiben ist in etwa so, wie wenn man Liebe in Worte fassen müsste.

Transidentität ist keine Entscheidung, die ich treffe, sondern ein Zustand, ein Gefühl. Leben im eigenen Identitätsgeschlecht sucht man sich nicht aus; man ist es und man will es leben können. Ich habe niemals übers Mannsein an sich nachgedacht. Und ich sage nicht, ein Mann hat es in unserer Gesellschaft ungerechterweise leichter, deshalb lasse ich mich aufgrund von gesellschaftspolitischen oder finanziellen Vorteilen angleichen. Wer aus einer falschen Motivation heraus diesen Weg geht, ist entweder nicht authentisch oder nicht transident.

Es gibt kein „besser“ oder „schlechter“. Genauso gut könnte man sich fragen: Was ist Frausein? Was definiert uns? Für jeden ist das etwas anderes. Man müsste diese Frage eher umformulieren auf „Was ist Mannsein überhaupt?“ und meint damit, wie man in der Gesellschaft als Mann oder Frau wahrgenommen wird – eine Grundsatzfrage. Ich kenne keinen biologischen Mann, der sich so viel mit sich und dem, wie er ist und fühlt, auseinandergesetzt hat wie ich oder eben transidente Menschen. Der Mann fühlt sich wie ein Mann, also ist er einer. Transident zu sein heißt zwangsläufig, sich viel mit sich und der eigenen Existenz zu beschäftigen. Unsere Gefühle, ausgelöst durch Hormone, machen uns aus. Natürlich versucht man sich an das äußere Bild des Geschlechts anzupassen, weil zum Beispiel ein Bart oder ein Penis als männlich wahrgenommen wird. Und weil es für mein Männlichsein vielleicht wichtig ist, einen Bart zu haben; weil ich mich damit wohl fühle. Es ist eine bewusste Entscheidung, sich in die „Schublade Mann“ zu setzen. Wenn wir in Schubladen denken und eine Gesellschaft auch Regeln braucht, um damit umzugehen, dann habe ich mich bewusst entschieden, mich reinzusetzen. Aber ich bin auch meinem Gefühl gefolgt, mein Seelengeschlecht zu leben.

Mannsein ist nichts nur Körperliches oder nur Gesellschaftspolitisches. Ein Mann ohne Hoden oder Penis ist genauso ein Mann wie eine Frau ohne Brust oder Gebärmutter, wenn wir beim Körperlichen bleiben wollen, was ja für das Gegenüber primär das Aushängeschild des Geschlechts ist. Ein Mann mit hoher Stimme ist genauso ein Mann wie eine Frau mit zwei Meter Körpergröße und einer tiefen Stimme eine Frau ist, wenn sie sich so fühlen. Darauf kommt es an, nicht, wie man aussieht.

Eine Schablone Mann gibt es nicht. Und eine Wertung von „Mannsein" und „Frausein" auch nicht, wir sind alle Menschen. Wer etwas anderes behauptet, oder Männer besser bewertet als Frauen, ist nicht besser, sondern unmenschlich.

Statements von anderen Transmännern und -frauen:
Was ist besser am Mannsein oder Frausein?

TF: *„Alles oder nichts. Das liegt in einem selbst und kann nicht so pauschal gesagt werden."*

TM: *„Besser ist, dass ich mich endlich „richtig" fühle. Ich kann authentisch leben und sehe ein sinnvolles Leben vor mir."*

TF: *„Das ist natürlich sehr individuell. Sehr schwierig zu beantworten. Ich bin eine Frau, also ist für mich ALLES besser. Was mir besonders dran gefällt, ist, dass ich nicht „stark" sein muss. Dass ich nicht meine Gefühle verbergen muss, dass ich mich nicht verstellen muss, nicht mehr schauspielern muss. Ich kann mich schminken, ich kann hübsch sein, ich kann süß sein. Ich darf naiv sein und mir helfen lassen. Kurzum, es ist von Anfang bis Ende alles schön. Die negativen Aspekte sind halt, dass man ständig angebraten wird und manchmal auch als Freiwild gesehen wird."*

TF: *„Ich kann so sein, wie ich schon immer war und jetzt bin."*

7. Bin ich's oder bin ich es nicht? Was tun bei Zweifeln?

Was die innere Überzeugung oder Wahl der Lebensführung angeht: Oft ist man sich nicht sicher. Bin ich trans? Bin ich lesbisch? Was bin ich überhaupt? Man sucht nach Anhaltspunkten und versucht, sich damit Sicherheit zu geben und sich selber zu überzeugen. Sätze wie „Ich habe immer mit Jungen gespielt und trage nur Jungenkleidung" sind keine Indizien, weil es die nicht braucht! Man ist derjenige, als der man sich fühlt! So viel und so wenig männlich oder weiblich, wie man nun mal ist. Man darf alles sein, solange es nur einen selber betrifft und keine andere Person zu etwas gezwungen wird.

Man traut sich oft nicht, weil man es sich selbst nicht eingestehen kann oder will. Man denkt, es ist vielleicht doch was anderes und nicht „trans". Aber dann kommen die Wünsche und Sehnsüchte durch. Darum gibt es die Therapie: Um alles besprechen zu können, was einen bewegt. Bitte nicht dem Therapeuten erzählen, was man glaubt, dass er hören will, nur damit man eine Diagnose bekommt. Therapeuten unterstützen und sind nicht da, um einem etwas aus- oder einzureden; Zweifel dürfen hier angesprochen werden und genauso sein. Zweifel entstehen dadurch, dass man anfängt, zu bewerten. Ich selbst hatte das Problem, dass ich immer nach Sicherheiten und einem Beweis für Transsexualität und Transsein gesucht habe. Ich hab's gespürt. Ich war nie eine Frau, aber macht mich das zum Mann? Ich war ich. Woran kann ich das festmachen? Viele kommen sehr oft mit diesen Fragen auf mich zu, und mit Zweifeln. Das ist normal. Ich hatte sie ja auch. Da ich ein sicherheitsliebender Mensch bin, habe ich ständig alles hinterfragt und meine Therapeutin, denke ich, zeitweilig in den Wahnsinn getrieben. Ich möchte mich hiermit dafür entschuldigen und ihr danken, dass sie mich jetzt noch als Beraterin in meiner freiwilligen Arbeit mit transidenten Personen und deren Familien unterstützt.

Jeder hat einen anderen Leidensweg. Man darf sich nicht von Bewertungen anderer abhängig machen, sondern man darf sein, wie man ist, wie man sich fühlt. Wenn man seine Brüste hasst, dann ist das so. Das ist kein Indiz dafür, ein Transmann zu sein – braucht es auch nicht. Wenn man keinen Penisaufbau will: Egal, das muss nicht sein; das macht einen nicht mehr oder weniger zum Mann. Wenn man seinen transidenten Weg nicht so weit gehen will, dann darf das sein! Das disqualifiziert mich nicht als Mann.

Das Geschlecht ist bei so vielen Dingen zweitrangig, wie es bei vielen anderen Dingen vorrangig ist. Bei der Liebe, beim Vertrauen, der Familie, der Freundschaft, dem Lachen und dem Leben ist das Geschlecht zweitrangig! Es zählt, was im Herzen wichtig ist. Wo ist der Beweis? Man denkt viel darüber nach, überprüft sein bisheriges Leben auf „Hinweise" und überlegt, ob man noch warten sollte. Dies tritt nicht bei allen Personen auf. Meist sind sich junge transidente Männer heute sicherer als ich damals und ich bewundere diese frühe Entschlossenheit und Klarheit. Sie wollen so schnell wie möglich mit der Angleichung beginnen. Bei mir war das nicht so. Bei der Beratung Gleichaltriger konnte ich feststellen, dass sich bei einigen die Gedanken um dieselben Zweifel gedreht haben wie bei mir. Aber dies ist natürlich verwoben mit dem Umfeld und der Lebenssituation, in der der transidente Mensch lebt. Wenn man Job, Kinder, Familie hat, kommen ganz andere Gedanken hoch, als wenn ich vielleicht noch unbelasteter bin und kein Geld verdienen muss. Dies ist aber nur ein Eindruck meinerseits. Junge Menschen haben dafür Mobbingprobleme in der Schule und sind abhängig von der Zustimmung der Eltern. Natürlich plagen sie oftmals genauso Lebensängste und genauso viele Unsicherheiten.

SO VIEL MAN TUN WILL ODER SO WENIG: ES IST IMMER GENAUSO VIEL, WIE MAN SELBST ZUM MANNSEIN BRAUCHT.

Zweifel dürfen sein! Ja! Sie sind kein Indikator, ob man trans ist oder nicht. Sie sind gesund und so funktionieren wir nun mal. Es ist wie in einer Ausnahmesituation, welche sie ja auch ist: Es gibt Angriff oder Flucht, aber bei uns kommt dazu, wir können, wir dürfen, wir müssen nicht endgültig entscheiden. Wir dürfen stehen bleiben und nachdenken, wir dürfen so weit gehen, wie wir wollen, wir müssen nicht „alles oder nichts". Und das erzähle ich allen, die es hören wollen oder müssen. Ich habe gelernt, dass es reicht, sich so zu fühlen. Ich musste lernen: Es gibt keinen 100%igen Beweis für mich, sondern das Wollen und Fühlen ist ok, darf sein und das Wichtigste:

Ich bin ich. Nicht es, nicht nur Transmann, nicht nur Mann, ich bin einfach ich und das darf sein – mit allen Zweifeln und Sorgen und Ängsten! Wir brauchen die Zweifel, um uns zu entwickeln, auch wenn sie oft weh tun und uns hemmen und blockieren.

Viele Menschen bewerten uns, weil sie nur schwarz-weiß kennen und weil sie sich vor allem nicht vorstellen können, wie es sich anfühlt, in einem biologischen Körper mit den falschen Geschlechtsmerkmalen geboren worden zu sein. Sie wissen nicht, wie hart der Weg zu sich selbst ist. Man kann es den Außenstehenden nicht übel nehmen, aber man muss sich auch nicht von außen definieren oder bewerten lassen.

Es gibt kein Richtig- oder Falschfühlen und kein Falschsein. Es gibt keine Schablone und keinen Maßstab, mit dem man sich messen muss. Man kann warten, bis man losgeht, ja, aber der richtige Zeitpunkt wird wie bei so vielem im Leben nicht kommen. Es gibt weder den perfekten Zeitpunkt noch das perfekte Statement von einem Berater oder Therapeuten oder Arzt. Man geht selber, so viel und so weit, wie man will, und das muss man oft erst hören, um sich zu trauen, loszugehen. Ich bin draufgekommen, es ist egal, ob du dich so fühlst, es weißt, dir unsicher bist oder was auch immer. Man sollte alles tun, damit man glücklich ist. Man muss sich weder rechtfertigen noch etwas beweisen! Ich bin Mensch und habe das Recht, als der zu leben, der ich bin. So viel operativ angepasst oder so wenig wie ich es will.

Jeder, der sich als transidenter Mann fühlt oder wahrnimmt, geht seine Schritte des transidenten Weges. Mit oder ohne Zweifel. Und dann bleibt man manchmal stehen, wenn man eine Pause braucht oder Zweifel zu groß werden. Und wenn es nächstes Jahr anders ist, dann ist es auch ok. Man hat im Leben immer die Wahl. Man bestimmt die Intensität selbst und man darf alles machen, solange man niemand anderen nötigt oder in etwas hineinzieht, was er nicht möchte.

Trans* — Coming-out

8. Outing: Wie weihe ich mein Umfeld ein?

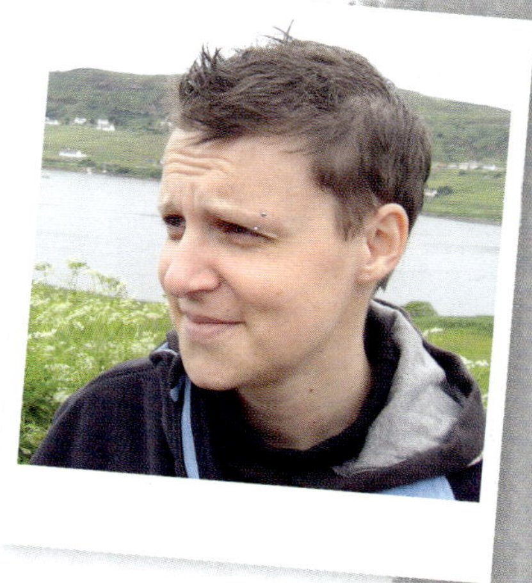

Das „Outing“ ist ein heikler Prozess und eine sehr persönliche und emotionale Angelegenheit. Anfangs hat man viele Zweifel und Unsicherheiten und ist sich oft selbst nicht klar darüber, wer man ist. Das hält einige davon ab, damit nach außen zu gehen. Es jemandem zu sagen, ist die größte Hürde für viele.

Wie man beim Outing vorgeht, kann jeder nur für sich beantworten. Vor allem kommt es darauf an, bei wem/wo und warum man sich outen muss. Ist es freiwillig oder eine Art „Zwangsouting“?

Es hängt auch davon ab, wie alt man ist. Ist man noch minderjährig oder schon erwachsen und selbstständig? MUSS ich meine Eltern und Erziehungsberechtigten einweihen oder möchte ich es nur? Wichtig ist außerdem, welches Verhältnis man zu seiner Familie oder seinen Freunden, den Personen in seinem Umfeld oder an seinem Arbeitsplatz hat. Danach richten sich die Aktionen und Reaktionen. Oft braucht man die eigene Gewissheit und Überzeugung und das Für-sich-selbst, damit man zum Beispiel die Hürde „Elterninfo“ nehmen kann.

Bei der Beratung geben wir Empfehlungen, wie man ein Outing in der individuellen Situation durchführen kann. Das geht nur auf persönlicher Ebene, denn die optimale Lösung ist wirklich sehr unterschiedlich und lässt sich schwer pauschal beantworten. Das Outing kann schriftlich sein oder mündlich, zum Beispiel bei einem gemeinsamen Gespräch in der Schule vor der Klasse oder bei den Lehrern. Es ist hilfreich, wenn man einen Menschen dabeihat, der das selbst erlebt hat und der einem Rückendeckung gibt, damit man nicht alleine vor jemandem stehen muss. Vor allem können wir Berater auch die notwendigen Informationen weitergeben. Weil Unwissenheit bei einem Gegenüber Angst und Unwohlsein erzeugt und wir diese Angst nehmen können, indem wir Fachwissen vermitteln und Fragen beantworten. Gemeinsam mit dem Betroffenen das Umfeld einzuweihen ist eine wirklich sehr heikle und individuelle Geschichte.

9. Wie gehe ich beim Outing am besten vor?

Da gibt es mehrere Möglichkeiten. Hier sind ein paar Tipps, die euch helfen sollen, den Mut zu haben, für euch selber einzustehen. Denn es geht nicht um euer Gegenüber; es geht um **EUCH!**

Das schriftliche Outing

Vielen hilft es, sich schriftlich mitzuteilen, weil man hier in Ruhe und quasi in der Anonymität seine Gedanken aufs Papier bringen kann. Man traut sich oftmals mehr zu sagen und seine Gefühle auszudrücken. Diesen Brief kann man dann der besagten Person schicken oder geben. Man kann auch hineinschreiben, warum man diesen Weg gewählt hat, damit der andere es besser versteht. Wichtig ist dabei, ehrlich zu sein und nicht das zu schreiben, was dein Gegenüber lesen möchte. Wenn es zu viel und zu kompliziert ist, alles aufzuschreiben, dann kann man es nur mit wenigen Worten ankündigen und um ein Gespräch bitten.

Das persönliche Outing – schonungslos offen und ehrlich

Man kann den Weg der schonungslosen Offenheit gehen und sich hinstellen und sagen, wie viel Angst man hat, weil es einem nicht gut geht und man darüber reden möchte, aber man traut sich nicht. Wenn das Gegenüber die Worte und die Offenheit nicht akzeptiert, dann ist das leider sehr schmerzhaft, da Menschen sich aufgrund der Tatsache, dass man man selbst ist, verletzt oder komisch fühlen. Aber noch einmal: Es geht **nicht** um die anderen, sondern es geht um die transidente Person. Und das müssen die **anderen** sehen, dann haben sie es verstanden. Man darf andere nicht bevormunden, weil man denkt, man muss ihnen was erklären oder was Neues erzählen. Oftmals spüren vertraute und enge Angehörige aber sehr wohl, was los ist.

Eine andere Option ist, immer wieder Anmerkungen fallen zu lassen, wie „Ich mache eine Therapie, weil ich endlich als ich leben will", oder Infos rumliegen zu lassen. Alles ist möglich.

Das medizinische Outing – der „Weg der Fakten"

Wenn man alt genug ist, um den Start der Therapie und den „Weg" ohne die Einwilligung der Eltern zu beginnen, dann kann man den Weg der medizinischen Fakten wählen, wie ich es nenne. (In Österreich geht man nicht primär nur zum Psychologen, sondern benötigt für den Trans-Weg therapeutische Stunden bei einem für Trans-Themen gut informierten Psychotherapeuten, siehe auch Frage 115).

Wenn man also bereits mit einer Therapie begonnen hat und Termine bei Psychologen und Ärzten wahrnimmt, dann kann man sich darüber „outen". Man kann sagen: „Ich gehe dort hin, weil ich mich als Mann fühle und als Frau nicht leben kann." Oder: „Ich weiß, wo ich hinmuss und was ich tun muss und ich will jetzt meine Familie informieren." Dabei sollte klar sein, dass ihr diese Stellen und Personen bereits aufsucht und es durchzieht. Sobald die anderen sehen, dass man das will – dass du es bist, dass du es ausstrahlst –, dann können sie sich an deiner Selbstsicherheit anhalten und mitgehen.

Eine andere Option ist, gemeinsam mit dem Therapeuten einen Weg zu finden, wie man sich outen kann. Oftmals ist es hilfreich, die Eltern oder Angehörigen einzubinden und sie in eine Sitzung einzuladen, sofern der Therapeut dies wünscht und unterstützt. Es soll ja auch keine Therapie sein, sondern vielmehr ein Beratungsgespräch. Somit könnte das Outing im Rahmen einer therapeutisch geführten Sitzung stattfinden und bei Fragen kann gleich reagiert werden.

Personen, die noch keine Therapie machen oder die Erlaubnis der Eltern benötigen, um eine Therapie machen zu dürfen, suchen am besten jemanden aus einer Therapeutenliste aus, der auf Transgender spezialisiert ist, und schlagen den Eltern einen gemeinsamen Termin vor. Und damit Eltern nicht dem Vorurteil unterliegen, man wäre psychisch krank oder verwirrt, weil man zum Psychotherapeuten muss, kann man betonen, dass dies bei Transsexualität in Österreich gesetzlich so vorgeschrieben ist und dass man dies als Infogespräch sehen kann und soll. Therapie ist Beratung, Aufklärung, Unterstützung und Begleitung; keine Gehirnwäsche und nicht dazu da, das Gefühl der Transidentität „wegzutherapieren“ oder „die Phase“, wie es oft heißt, zu überstehen…

Nehmt euch die Zeit und sprecht vorher mit Freunden oder mit anderen Betroffenen. Das gibt Mut und Selbstsicherheit.

Das Outing in der Schule und am Arbeitsplatz

Dies ist ein sehr heikles Thema und oft noch schwieriger als das Outing im Privatbereich, da man sich hier aus der Geborgenheit der eigenen vier Wände und in oft unbekanntes Terrain begibt. Was man wissen sollte: Hier gibt es andere rechtliche Situationen und Vorschriften als im privaten Bereich. Ein Unternehmen darf nach dem Gleichbehandlungsgesetz keine Menschenrechtsverletzung begehen und nicht diskriminierend agieren. Hier kann man sich bei der Gleichbehandlungsanwaltschaft wertvolle Tipps holen.

Um ein gutes Aufklärungsgespräch vorzubereiten, sollte man sich an vertraute Personen (Mitarbeiter oder Vertrauenslehrer) wenden. Alle unter 18 Jahren haben dann nochmals die Hürde, dass sie nicht volljährig und bei all ihren Schritten auf die Zustimmung der Eltern angewiesen sind. Aber auch hier können wir als Beratungsstelle und in Kooperation mit Partnervereinen helfen. Es gibt eigene Selbsthilfegruppen für Trans-Kids und auch Therapeuten, die auf diese Altersgruppe spezialisiert sind. Ebenso findet man Hilfe bei Bewerbungen oder Vorstellungsgesprächen.

10. Wie war mein persönliches Outing?

Ich persönlich habe mir am schwersten getan, es meinen engsten Bezugspersonen in meinem Umfeld anzuvertrauen, da man immer Angst hat, die Liebsten zu verlieren. Und man muss es sich ja vorher auch erst selber eingestehen. Ich hatte wahrscheinlich am meisten Angst vor mir selbst; vor der Bewusstwerdung, dass ich trans bin und der „Entscheidung", etwas zu ändern – vor der „Endgültigkeit" der Entscheidung.

Ich habe es meinen Freunden gesagt und erst dann meinen Eltern. Aber das ist leider erst im Rahmen eines Nervenzusammenbruchs passiert. Da sprudelte alles aus mir heraus, weil ich nicht mehr konnte; es gab viele Tränen und selber so viel Unwissenheit… Ich habe einfach meine Gefühle rausgelassen: dass ich auf Frauen stehe, aber keine bin, und dass ich meinen Körper hasse, ihn nicht mal berühren kann und ansehen und dass ich wahnsinnige Angst habe, dass ich immer so leben muss. Ich wusste damals nichts über Transsexualität – es gab noch kein Internet (zumindest nicht im Privatgebrauch wie heute üblich), kein Facebook, und ich habe mich gefühlt, als wäre ich der einzige Mensch auf der Welt, der sich so fühlt. Der Respekt und die Angst vor Operationen war enorm, wenn man so leben wollte, wie man sich fühlt.

In meinem Fall waren alle gerührt, haben auch geweint, weil ich nicht früher was gesagt habe, und weil es ihnen wehtat, mich so zu sehen. Ich erlebe aber bei vielen transidenten Menschen, dass es auch anders ablaufen kann. Sie werden beschimpft, verstoßen, sind alleine und haben kein liebevolles Umfeld. Eine große Hürde ist immer: Wie bringe ich es meinen Eltern bei? Oder meiner Familie: Oftmals haben die Personen Ehefrau bzw. Ehemann und Kinder. Bei Kindern ist es sehr schwierig, wenn sich der Elternteil, die Mama zum Beispiel, verändert – und damit die Stabilität und Sicherheit. Hier kommt es unter anderem auch darauf an, wie alt die Kinder sind.

Es gibt kein Rezept für den richtigen Weg, der für alle gilt. Jeder transidente Mensch ist anders, jeder lebt in einem anderen Umfeld, aber auch jede und jeder Angehörige ist anders.

Erfahrungen von anderen Transmännern und -frauen:

TF: *„Dazu ein kleines Sprichwort: ‚If you have pure intentions you don't loose anyone, but they loose you!' Übersetzt in etwa: ‚Wenn deine Absichten rein sind, verlierst du niemanden, sondern sie verlieren dich!' Ich für meinen Teil bin schlicht und einfach mit der Tür ins Haus gefallen und habe den wenigen Leuten, mit denen ich soziale Kontakte pflege, einfach erzählt, was mich bewegt. Und dass ich zu der Entscheidung gekommen bin, dass ich mich in der weiblichen Rolle als Frau wohler fühle. Meiner Ansicht nach die beste Variante ist schlicht und einfach die Wahrheit zu sagen und dazu zu stehen."*

TM: *„… Die größte Herausforderung überhaupt. Ich habe es mit einem Brief an die Familie gemacht. Weil ich weiß, dass das Reden über persönliche Dinge bei uns in der Familie sehr schwer ist. Bei meinen Nichten – zum Zeitpunkt meines Outings 11, 19 und 20 Jahre alt – habe ich es im Gespräch gemacht. Und das hat gut geklappt.*

Im erweiterten Umfeld habe ich mir da aber nicht allzu viele Gedanken gemacht. Da habe ich klar gesagt, dass ich jetzt … heiße. Das Wichtigste – so denke ich – ist, dass man dem Umfeld Zeit lässt, das zu verdauen und zu verstehen."

TF: *„Das ist natürlich individuell. Ich hab' bei meiner Frau angefangen. Wir haben wochenlang drüber gesprochen und mittlerweile ist sie total glücklich darüber, dass ich trans bin. Danach hab' mit meiner besten Freundin darüber geredet, die das super aufgenommen hat. Danach hab' ich's anderen engen Freunden und Arbeitskollegen anvertraut. Das ging bei mir sehr schnell. Bei jedem positiven Feedback hab' ich mehr Kraft daraus gezogen und auch gelernt, mich selbst zu akzeptieren. Und es waren ausschließlich positive Reaktionen. Abgesehen von den Schwiegereltern, da hat das Ganze ein halbes Jahr gedauert..."*

TF: *„Bei meinem Coming-out im Winter 2016/17 habe ich mich als erstes bei meinen Mädels geoutet. Meine Kinder waren damals 26, 22 und 8 Jahre jung. Mein Outing fand immer, egal bei wem, in Männergewändern statt. Meine Jüngste war die Coolste, sie* *hat nur gesagt: ‚Papa, das wussten ich und Mama schon lange. Wenn du mal Probleme mit dem Schminken hast, frag mich, ich mache das schon seit meinem 6. Lebensjahr!' Meinen beiden älteren Töchtern habe ich gesagt, dass sie mich ja nicht verlieren und dass sie weiterhin Papa zu mir sagen könnten. Das war dann für sie in Ordnung. Sie waren auch ganz stark involviert während meiner Transition. Meine Mädels sagen auch heute noch, wenn in der Öffentlichkeit Unverständnis herrscht, dass ihr Papa eben eine Frau ist. Keiner schaut schief oder grinst blöd. Ich werde auch nicht ausgeschlossen.*

Mein Bruder und mein Vater haben sich abgewandt von mir. Am Anfang hat es weh getan, heute aber nicht mehr. Ich sage mir, dass ich ihnen ja die Hand entgegenstrecke und niemanden ausschließe aus meinem Leben. Sie schließen sich aus! Auch meine beste Freundin steht felsenfest hinter mir."

11. Wie gehe ich mit Vorwürfen beim Outing um?

Wenn ein Outing nicht gut läuft, passiert es oft, dass die Eltern oder Angehörigen sich Sorgen machen, was wohl die anderen sagen werden. Viele Eltern geben sich selbst die Schuld, etwas falsch gemacht zu haben, und manche fühlen sich verzweifelt und überfordert. Sie möchten, dass es wieder „normal" wird. Auch fühlen sie sich alleine.

Hier muss man erwidern, dass es nicht darum geht, was andere sagen oder wie das Außen einen beurteilt. Es geht um Familie. Und wenn man sich gernhat, dann sind Äußerlichkeiten und das Geschlecht nebensächlich. Weil nur der Mensch mit Gefühlen und seinem Charakter zählt. Nicht, welches Geschlecht man hat, sondern wer man innerlich ist. Es zählen das Gehirn, Herz und Seele und nicht Körperteile wie Brust oder Penis. Manchmal muss man das bewusst ansprechen. Auch, dass Eltern Töchter hoffentlich nicht weniger wertvoll ansehen als Söhne und umgekehrt.

Meist sind Eltern oder Angehörige entsetzt, weil es sie verletzt, dass man gerade ihnen nicht vertraut und nichts sagt. Doch es geht immer darum, dass man zu sich selbst steht und dass es unendlich viel Mut und Sicherheit braucht, um sich zu öffnen. Und wenn man selbst nicht weiß, was los ist, fällt es schwer, es jemand anderem zu erklären. Man hat Angst, wichtige Menschen zu verlieren, was eigentlich NIEMALS passieren darf! Menschen, die einen lieben und mögen, wie man ist, als Mensch, als Freund, als Kind, als Elternteil, dürfen niemanden verstoßen, nur weil man ist, wer man ist. Das Geschlecht ist egal. Der Mensch und der Charakter zählen.

Wenn Aussagen kommen wie „Wie kannst du mir das antun?", dann sollte man mit der Frage „Wie kann ich MIR das antun!?" erwidern. Man tut niemandem etwas an, man versteckt und quält sich nur selbst. Man sollte versuchen, es vom eigenen Standpunkt zu erklären; wie es ist, Tag für Tag damit zu leben. Man dreht die Sichtweise um, manchmal mit einem „Wie könnt ihr mir das antun?" – wenn man sich traut. Noch besser ist, zu beschreiben, wie man sich fühlt; das bietet keine Angriffsfläche, weil man über sich spricht. Damit macht man dem Gegenüber keine Vorwürfe.

Wenn jemand einen transidenten Menschen nicht akzeptiert und verstößt, dann respektiert das Gegenüber einen nicht und liebt und wertschätzt einen nicht, so wie man ist – als einen Menschen mit Gefühlen; dann wird gewertet und man wird in Geschlechterrollen gestopft, weil die Gesellschaft von außen dies so wünscht. Jeder, der so eine Information erhält, sollte offen, mitfühlend, interessiert, liebend und verständnisvoll reagieren, weil es ihn bzw. sie nicht betrifft, sondern die transidente Person! Man tut den anderen nichts an! Man tut es sich selber an, wenn man nicht frei als der oder die leben darf, der oder die man ist!

12. Aber ich traue mich nicht, mich zu outen.

Oft ist die größte Hürde man selbst. Man denkt und grübelt und hat keine Bestätigung für das Gefühlte. Man glaubt, es ist furchtbar schlimm. Man glaubt, man kann dies den anderen nicht zumuten und sagt oft deshalb nichts. Und man wüsste im Vorhinein, was die anderen denken. Aber man weiß es nicht, bevor man es nicht gemacht hat. Und es nicht zu tun, weil es schlimm werden könnte, sollte einen nicht davon abhalten, zu sich selbst zu stehen und sich auf den Weg zu sich selbst zu machen!

Es geht um das eigene Seelenheil, nicht um die andern. Man kann nur sich selber ändern und nicht die anderen. Das sollte man immer im Auge behalten. Und niemals darauf hoffen oder warten, dass die Eltern oder das Umfeld nachfragen oder etwas sagen. Die trauen sich oft nicht oder haben eine falsche Wahrnehmung. Oder sie wollen nicht. Man darf ihnen das nicht zum Vorwurf machen.

Aber man kann sich die Wahrheit auch oft selbst nicht zumuten, weil man Angst hat. Das ist meist der stärkste Grund, warum man nichts sagt. Sobald man was sagt, ist es real und man sieht sich selbst damit konfrontiert.

Als Berater und als transidenter Mann will ich anderen Mut machen. Ich sage ihnen dann: „Du bist du und liebenswert, egal, welches Geschlecht, welche Körpergröße oder welche Probleme du hast. Leb deinen Traum, sei stolz auf dich und mach dich nicht klein! **Finde dich selbst!** Wir wollen nur leben und tun niemandem etwas an. Das Leben ist oft schwer, aber auch bunt und vielfältig. Und „normal" oder „abnormal" gibt es nicht. Das sind nur Wörter. Wir sind alle Menschen und alle menschlich.

SEI GERNE DU.

Trans* – Hormone

13. Was hat das alles mit der Pubertät und den Hormonen zu tun?

In der Pubertät verändert sich der Körper deutlich in Richtung des biologisch festgelegten Geschlechts. In den Eierstöcken und Hoden werden verstärkt Geschlechtshormone gebildet und ins Blut ausgeschüttet; bei Buben ist das vor allem Testosteron, bei Mädchen sind die Estrogene (auch als Östrogene bekannt) sehr wichtig. Die Geschlechtsorgane reifen aus, die Statur verändert sich und die Körperbehaarung nimmt zu. Nervenzellen im Gehirn werden neu verknüpft und man findet sich oft – ob trans oder nicht – in einem Chaos der Gefühle wieder.

Sam: In der Pubertät bekommen die Hormone das erste Mal unbewusst Bedeutung in unserem Leben und transidente Menschen merken zum ersten Mal, dass sich ihr Körper konträr zu ihrem Gefühl entwickelt und nicht wie gewünscht. Ich persönlich kann nur davon berichten, dass ich glücklich war, bis sich mein Körper aufgrund der Hormone verändert hat.

14. Machen Hormone den Geschlechterunterschied zwischen Frau und Mann?

Nur die Menge. Männer und Frauen haben beide Sexualhormone im Körper. Deren Konzentration gibt die entscheidende Richtung vor, wo es für den jeweiligen Menschen hingehen soll. Aber für jeden ist „Mannsein" und „Frausein" etwas anderes. Viele wollen bewusst in eine Schublade gesetzt werden oder sie setzen sich selber hinein, so wie ich. Denn die Gesellschaft kennt (momentan) nur zwei Geschlechter und unterscheidet klar zwischen „weiblich" und „männlich". Sie braucht das auch, weil ansonsten für viele das gelernte Weltbild nicht funktioniert. Die Menschen sind andernfalls aufgrund der sozialen Prägungen desorientiert und wissen nicht, mit dem Gegenüber umzugehen. Aus Erfahrung weiß ich, dass mein Gegenüber eine Einordnung braucht: Habe ich einen Mann vor mir oder eine Frau? Und sei es durch einen Namen oder ein weibliches oder männliches Aussehen. Das ist ganz essenziell im Umgang miteinander; um im Alltag, im Berufsleben, in der Schule oder wo auch immer leben und überleben zu können. Dein Gegenüber möchte dich ja schließlich korrekt ansprechen.

Aber ich habe auch bemerkt: Je mehr Selbstsicherheit und Authentizität ich in meinem Auftreten und Dasein hatte, desto einfacher, selbstverständlicher und natürlicher konnten andere mit mir umgehen. Ich habe erlebt, dass ich nach der ersten Testosterongabe nie mehr als Frau angesprochen wurde, obwohl es Monate gedauert hat, bis ich äußerlich wirklich sehr männlich gewirkt habe. Hormone können viel, aber mehr kommt von uns selbst. Allerdings brauchen wir die Hormone, um diesen Unterschied in unserem Inneren und im Außen, im Gegenüber, in der Wahrnehmung unserer Person hervorzurufen. Die Macht der Hormone auf unser Äußeres und darauf, wie wir wahrgenommen werden, ist enorm!

15. Gibt es irgendeinen Beweis, trans* zu sein?

Es gibt eine Reihe an wissenschaftlichen Studien, die zeigen, dass bereits vor Beginn der Hormontherapie signifikante Unterschiede zwischen Transpersonen und Kontrollpersonen (das sind biologische Frauen oder Männer) festgestellt werden können. In der regionalen Verschaltung der Hirnregionen gibt es Unterschiede zwischen Männern und Frauen. Transpersonen liegen genau dazwischen. Das deutet auf eine strukturelle Basis der Geschlechtsidentität hin.

Viele Forschergruppen von namhaften Wissenschaftlern, wie Dick Swaab oder Ivanka Savic-Berglund, beschäftigen sich mit Hormonen, aber auch mit Transgender. Auch Forscher an der Uniklinik für Psychiatrie der Medizinischen Universität Wien führten eine Studie durch, um die Geschlechtsidentität im Gehirn nachweisen bzw. lokalisieren zu können (siehe auch Frage 17). Daran durften transidente Personen teilnehmen und ich war eine davon.

Es hat mich vor der Hormontherapie in meinem Empfinden bestärkt, dass ich mich männlich fühle, obwohl ich mit einem weiblichen Chromosomensatz geboren wurde. Die Identität sitzt im Gehirn und in der Seele – nicht zwischen den Beinen.

16. Gibt es einen hormonellen Beweis für Transidentität? Entsteht sie schon vor der Geburt?

Nein. Hormone steuern, in welche Richtung sich das Äußere entwickelt und wie wir uns fühlen. Sie spielen bei der embryonalen Entwicklung eine entscheidende Rolle. In diesem Stadium könnte Transidentität entstehen, was jedoch medizinisch noch nicht eindeutig bewiesen ist.

17. Gibt es einen neuronalen Beweis für die Geschlechtsidentität?

Das Gehirn von Mann und Frau unterscheidet sich nicht wirklich, wie immer behauptet wird. Sie sind sich in Struktur und Aufbau sehr ähnlich. Aber wie sieht es mit der Wirkung von Hormonen aufs Gehirn aus und kann man wirklich einen Beweis für die Transidentität im Gehirn finden?

Präklinische neurowissenschaftliche Studien sowie Fallberichte legen nahe, dass Geschlechtsidentität während eines sens blen vorgeburtlichen Zeitfensters irreversibel im Gehirn programmiert wird. Mit modernen Bildgebungsstudien lassen sich neuronale Korrelate (Strukturen bzw. Prozesse im Gehirn, die dem Empfinden der Geschlechts- und Transidentität entsprechen) im menschlichen Gehirn messen (Bao & Swaab, 2011).

Da die Differenzierung der Geschlechtsorgane zeitlich getrennt von der Geschlechtsdifferenzierung des Gehirns in der Schwangerschaft stattfindet, können auch beide

Prozesse voneinander unabhängig beeinflussbar sein. Das soll bedeuten, dass die Hormone zwar zu einer Vermännlichung der Organe, aber nicht des Gehirns oder umgekehrt führen können und damit zur biologischen Grundlage von Transidentität. Als Ursache wird eine Interaktion zwischen Genetik, epigenetischen Mechanismen, neuronaler Reifung und Geschlechtshormonen angesehen. (Bao & Swaab, 2011; McCarthy, 2008; McCarthy & Nugent, 2015)

Es gibt keinen Beweis dafür, dass soziale Faktoren, etwa die Erziehung, auf Transidentität relevanten Einfluss nehmen. Die vorgeburtliche neuronale Prägung hingegen hat einen bedeutenden Einfluss auf die Entwicklung der Geschlechtsidentität. Im Hypothalamus, Steuerzentrale unseres autonomen Nervensystems und eine relevante zentrale Hirnregion für Geschlechtsidentität und Verhalten, konnte der Forscher Swaab bereits in den 1980er-Jahren strukturelle Geschlechtsunterschiede anhand der Größenunterschiede von Zellen und Kernen in dieser Region feststellen.

Es gibt Größenunterschiede dieser Kerne bei Männern und Frauen, jedoch gingen die unterschiedlichen Größen bei transidenten Menschen nicht mit dem biologischen Geschlecht, sondern mit dem empfundenen Geschlecht einher (Zhou, 1995).

Auch eine Sozialisierung in Richtung des biologischen Geschlechts hatte keinen Einfluss auf diese Regionen, also mussten sie bereits in der neuronalen Entwicklung angelegt worden sein. Ein Beispiel: Die Größe und Neuronenzahl dieser Kerne im transmännlichen (biologische Frauen mit männlicher Identität) Gehirn hatten eine männliche Ausprägung, obwohl der biologische Körper weiblich war. Bei einer ähnlichen Studie mittels PET-Verfahren testete man, wie Frauen und Männer auf geschlechtsspezifische Gerüche reagierten. Transfrauen und biologische Frauen reagierten gleich. Es zeigte sich erneut, dass Transfrauen und -männer entsprechend ihrer Geschlechtsidentität reagierten und nicht nach ihrem biologischen Geschlecht (Berglund, 2008).

Wenn man sich nun die weiße Substanz (Mikrostrukturen des Gehirns) genau ansieht und die Netzwerke und Verbindungen zwischen den Hirnregionen misst, dann zeigt sich, dass Frauen und Männer Unterschiede in der regionalen Verschaltung zwischen Hirnregionen aufweisen und Transgenderpersonen Werte haben, die genau „zwischen" jenen von Männern und Frauen liegen (Kranz, 2014). Und zwar wurde dies nicht nur in einer Region, sondern in praktisch allen Nervenfasern des gesamten Gehirns gefunden. Ein Ergebnis, dass auf eine strukturelle Basis der Geschlechtsidentität hinweist. In einer weiteren Studie wurden nicht nur Bereiche „dazwischen" gefunden, sondern gänzlich eigene charakteristische Netzwerkeigenschaften bei Transpersonen, die von beiden Kontrollgruppen (männlich und weiblich) abweichend und demnach eigenständig waren (Hahn, 2014).

Es konnten zudem Strukturverknüpfungen beschrieben werden, die möglicherweise das Unwohlsein bzw. das „Sich im falschen Körper fühlen" von Transgenderpersonen vor Beginn der Hormontherapie widerspiegeln.

Studien sind auch immer anders interpretierbar. Zusammenfassend zeigen sie aber, dass die Unterschiede einen Zusammenhang zur Geschlechtsidentität nahelegen. Alle Studien unterstützen weiters die Annahme, dass die individuell empfundene Geschlechtsidentität ein neuronales Korrelat (= ein Gegenstück im Gehirn, eine Parallele) hat. Dies ist für Betroffene und die Gesellschaft essenziell, für Wissenschaftler nichts Neues.

Strukturverknüpfungen und Verschaltungen im Gehirn zeigen die Basis der Geschlechtsidentität und ein falsches „Körpergefühl" bei Transpersonen.

Für den familiären und gesellschaftlichen Umgang mit transidenten Personen sind diese Erkenntnisse von enormer Wichtigkeit, da Transidentität oftmals als Hirngespinst, als Phase oder Einbildung eingestuft wird und die Menschen dementsprechend diskriminierend behandelt werden. Transidente Menschen werden immer

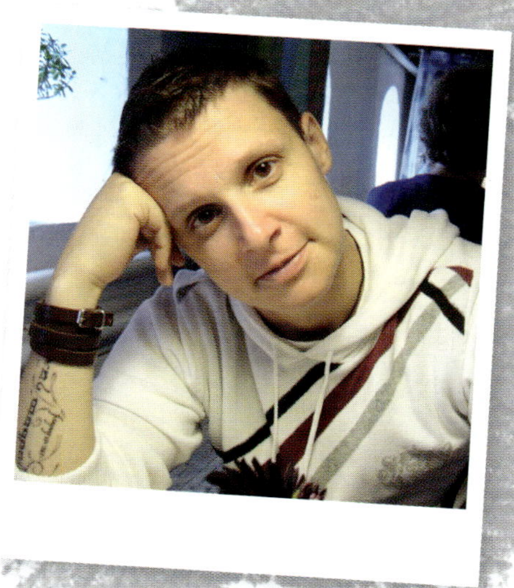

35 Jahre alt –
sechs Monate vor Testostart

noch stigmatisiert. Die Aufklärung über mögliche neuronale Korrelate hat oftmals einen entlastenden Effekt, weil Transidentität als eine Variante menschlicher Biologie charakterisiert wird. Auch die These der vorgeburtlichen neuronalen Geschlechtsdifferenzierung, die der Transidentität zugrunde liegt, kann für Eltern entlastend wirken, da es nichts mit der Erziehung zu tun hat. Gender Identity muss ein biologisches Korrelat im Gehirn haben.

18. Verändern Hormone das gesellschaftliche Ansehen?

Durch meine beiden Lebenserfahrungen und Sichtweisen ist das eine interessante Frage, die ich gerne beantworten möchte. Hier fließen aber auch noch Erfahrungen anderer Transpersonen ein. Ich habe erlebt, wie Männer und Frauen in der Gesellschaft unterschiedlich behandelt und wahrgenommen werden.

Als Beispiel erwähne ich immer gern die Gehaltsschere – es ist heute immer noch so, dass Frauen weniger verdienen, weniger geschätzt und in vielen Positionen als unqualifizierter angesehen werden. Ich weiß noch, wie mir Menschen früher begegneten, wenn ich als Frau in ein Geschäft kam oder bei Vorstellungsgesprächen im Job usw. Ich war ja wenig selbstbewusst, aber aufgrund dessen, dass ich mich als „falsch" empfunden habe, und nicht, weil ich als Frau gesehen und gewirkt habe. Hier kann ich auf ein paar persönlich erlebte Beispiele zurückgreifen. Ich kann berichten, wie es ist, als Frau in einem Job zu agieren oder als Frau mit Männern auf beruflicher Ebene zu kommunizieren. Als Mann bekommt man einen ganz anderen „Verhaltensbonus" vorausgesetzt.

Als Frau und als Mann wird man zum Beispiel in einer Autowerkstatt auch anders behandelt oder wahrgenommen. Weder weiß ich heute mehr über Autos als früher, als ich noch als biologische Frau in die Werkstatt fuhr, noch interessieren mich Autos mehr als damals. Aber automatisch nehmen andere Männer mich anders wahr oder sie nehmen was anderes an: Sie setzen unbewusst voraus, dass Männer sich für Autos interessieren. Sobald ich jetzt in die Garage komme, spricht man mit mir, als wüsste ich Bescheid über Autos. Und als würde ich mich dafür interessieren. Man spricht mit mir, als müssten alle Männer über Autos Bescheid wissen und sich dafür interessieren, und belächelt die Frauen. Man behandelt mich aus einem anderen Blickwinkel, wie mir scheint. Das männliche Gegenüber glaubt, er ist unter seinesgleichen. Aber ich bin noch genauso unwissend wie früher und das ist amüsant.

Es passiert klischeehaft; das Ansehen ändert sich tatsächlich bei deinem Gegenüber. Ob gewollt oder nicht. Wenn du als Mann lebst, wirst du in der Gesellschaft sehr oft bevorzugt behandelt. Darum können viele den Wunsch, im Identitätsgeschlecht zu leben, nachempfinden, sobald es um das männliche Geschlecht geht. Ich finde das ziemlich schlimm und ungerecht. Unterschwellig nimmt man an, dass wir uns dadurch „verbessern" wollen. Viele denken, sie verstehen, warum man den Weg zum Mannsein einschlagen will. Aber das sind die falschen Gedanken und Beweggründe. Wir machen das nicht, weil es uns als Mann „besser geht", weil wir daraus einen Vorteil ziehen oder weil es so viel mehr Spaß macht, ein Mann zu sein! Anscheinend ist es in den Köpfen mancher etwas sehr Erstrebenswertes, ein Mann zu sein anstatt einer Frau. Gott sei Dank ist das nicht der Grund und dieses falsche Denken haben wir transidente Personen nicht, zumindest habe ich noch von keinem einzigen Transidenten gehört, dass er/sie eine Geschlechtsangleichung macht, um seine Position in der Gesellschaft zu verbessern.

Die Geschichte mit der Autowerkstatt ist sehr amüsant, aber eigentlich zeichnet es ein trauriges gesellschaftliches Bild der Wertigkeit der Frau. Das Klischee wird unterbewusst bedient. Bezüglich Gehalt habe ich mich damals selbstbewusst hingesetzt und einen kleinen Gag bei meinem damaligen Job losgelassen – à la „Jetzt bin ich ein Mann, jetzt bekomme ich ein Drittel mehr Gehalt!"; weil das ja leider so üblich ist. Ich wollte dies nicht wirklich, aber ich wollte ausprobieren, ob es die leider immer noch existente Gehaltsschere auch in meinem Umfeld gibt. Es hat in diesem Fall Gott sei Dank nicht geklappt, weil wir damals alle gleich bezahlt wurden. Ob gleich gut oder schlecht, sei dahingestellt. ☺

Hormone machen einen nicht berühmt, das ist ganz sicher nicht bei dieser Frage gemeint, denn das wäre praktisch. Was hiermit gemeint ist, ist, dass einem die Menschen durch die Rolle, die man in der Gesellschaft nach der Zufuhr von Hormonen einnimmt, sehr oft unterschiedlich begegnen. Aber diese Frage beantworten nicht alle gleich. Man wird sozusagen ein „anderes" neues Mitglied der Gesellschaft und bekommt eine andere „Rolle".

Erfahrungen von anderen Transmännern und -frauen:

TM: *„Dazu kann ich nicht wirklich etwas sagen. Bisher ist mir nichts aufgefallen."*

TF: *„Ja, auf alle Fälle! Ich werde jetzt einfach viel ernster genommen als früher. Weil ich jetzt, da ich als die lebe, die ich bin, einfach authentisch bin."*

TM: *„Ich habe das Gefühl, mehr wahrgenommen zu werden, seit ich als männlich durchgehe. Zum Beispiel heben die Leute beim Autofahren die Hand, um sich zu bedanken, wenn ich stehenbleibe, damit sie ausparken können. Davor wurde ich einfach ignoriert. Erst habe ich gedacht, das ist Zufall, aber langsam wird's auffällig."*

TF: *„Bei mir hat sich durch die Einnahme der Hormone gesellschaftlich eigentlich nichts verändert. Ich werde natürlich nach sieben Monaten schon weiblicher wahrgenommen, z.B. Brustwachstum. Einige meinen, ich habe schon ein deutlich weiblicheres Gesicht. Also von Außenstehenden bekomme ich eigentlich schon sehr positive Nachrichten."*

TM: *„Mir persönlich hat es enorm dabei geholfen, endlich wieder selbstbewusster und offener vor meinen Mitmenschen aufzutreten. Diese fragenden Blicke der anderen, ob jetzt ein Herr oder doch eine Frau vor ihnen steht, haben mich immer erstarren lassen. Und ich wollte einfach nicht auffallen, man könnte fast sagen: gar nicht erst gesehen werden. Seit der Hormoneinnahme und den damit verbundenen äußerlichen Veränderungen wie Stimmbruch und Bartwuchs haben sich diese Situationen in Luft aufgelöst. Ich werde selbstverständlich mit „Herr" angesprochen und strahle das auch ganz natürlich aus. Es beeinflusst sich gegenseitig: Was mein Umfeld von mir nun selbstbewusster wahrnimmt, meldet es mir auch wieder zurück.*

Ansonsten sind vor allem auch Anrufe viel angenehmer geworden, da Männer am Telefon anscheinend noch immer ernster genommen werden und meine männliche Stim-

me nun mehr respektvollen Umgang „einbringt". Lustigerweise werde ich jetzt auch häufiger in dieses Schubladendenken gezogen: Wenn ich mal einen schlechten Tag habe und deswegen grummeliger bin, heißt es „Typisch Mann, die sind eben nicht so einfühlsam oder patziger."

Hormone — Basics

19. Was genau ist überhaupt ein Hormon?

Der Begriff Hormon (griechisch: *hormáō,* „antreiben") ist eine unterschiedlich definierte Sammelbezeichnung für verschiedene biochemische Botenstoffe, die von spezialisierten Zellen produziert und in die Blutbahn abgegeben werden, um eine spezifische Wirkung oder Regulierungsfunktion an den Zellen bestimmter Erfolgsorgane zu verrichten. Solche Wirkorte sind zum Beispiel Drüsen, Gewebe und Organe. Entscheidend für die Hormonproduktion ist die Ausrüstung innerhalb der Zelle mit charakteristischen Enzymen. Hormone steuern lebenswichtige Funktionen wie Kreislauf, Atmung, Stoffwechsel, Ernährung, Körpertemperatur sowie unseren Salz- und Wasserhaushalt. Sie regeln das Wachstum, die Entwicklung zu Frau oder Mann und unsere Fortpflanzung. Hormone beeinflussen unsere Stimmung und unser Verhalten. Viele Menschen sind von den Auswirkungen eines Hormonungleichgewichts betroffen. Die Folgen können fatal sein. Das Optimum wäre ein ausgeglichener „Tanz der Hormone".

20. Welche Hormone sind für Transpersonen besonders wichtig?

Testosteron

Es ist für Transmänner essenziell und wird häufig im Zuge der Transition von außen zugeführt, da es wesentliche Funktionen im Muskel-, Fett- und Zuckerstoffwechsel hat und das Wachstum der Körperhaare und des Bartes anregt. Zusätzlich beeinflusst es die Stimmbänder und erzeugt eine tiefere Stimme.

Testosteron entsteht bei biologischen Männern zu 90 Prozent in den sogenannten Leydig-Zellen des Hodens. Bei beiden Geschlechtern produzieren zudem die Nebennieren in begrenztem Maße Testosteron. Generell nimmt es bedeutenden Einfluss auf die Blutbildung und wirkt schützend auf Herz und Gefäße. Es ist das Vorstufenhormon für die Estrogene, wie Estradiol und Estriol, und hat eine schützende Funktion bei Alzheimer, Depressionen und Osteoporose.

Estradiol

Estradiol (= Östradiol), das normalerweise zum Großteil aus den Eierstöcken kommt, spielt insbesondere für Transfrauen bei der Angleichung eine essenzielle Rolle, da Estradiol das weiblich geschlechtsprägende Hormon ist und unter anderem für das Wachstum von Brust und Schamlippen zuständig ist. Estradiol fördert außerdem den Fetteinbau an den für die weibliche Figur typischen Stellen.

Als Vorstufenhormon für Estriol ist das Hormon wichtig für Haare, Haut, Knochen, Schilddrüse und Schlaf.

Progesteron

Progesteron wird bei einer biologischen Frau in den Eierstöcken gebildet und zwar vor allem im sogenannten Gelbkörper. Während der Schwangerschaft wird Progesteron im Mutterkuchen produziert. Es fördert das Wachstum der Brustdrüse und beeinflusst die Körpertemperatur. Progesteron hat einen stimulierenden Effekt auf die Schilddrüse. Progesteron ist kein geschlechtsprägendes Hormon und für beide Geschlechter von enormer Wichtigkeit, vor allem in Bezug auf eine stabile Psyche. Es ist ein Vorstufenhormon für Steroide und Stresshormone und hat großen Einfluss auf die Schilddrüsenfunktion und Fruchtbarkeit.

Weitere wichtige nicht geschlechtsspezifische Hormone sind:

Estriol: das befeuchtende Hormon. Es ist wichtig für schmerzfreie Gelenke, erholsamen Schlaf und gesunde Schleimhäute.

Cortisol: das Anti-Stress-Hormon. Es ist wichtig für das Immunsystem und eine ausgeglichene Psyche und Leistungsfähigkeit.

DHEA: das Vorstufenhormon für männliche Steroide und Stresshormone. Es fördert die Resilienz (seelische Widerstandsfähigkeit) und ein gesundes Immunsystem.

21. Was sind klassische Hormon-Irrtümer, vor allem bei Transgender?

Lange glaubte man, dass ein erhöhter Testosteronspiegel zu erhöhtem Gewaltpotenzial führt. Strafverteidiger in den USA führten lange Zeit einen erhöhten Testosteronspiegel als Grund für strafmildernde Umstände an. Eine Studie aus dem Jahr 2009 von Eisenegger und Kollegen, die in der renommierten Fachzeitschrift „Nature" publiziert wurde, zeigt allerdings, dass Testosteron nicht die Aggressivität steigert, sondern die soziale Ader. Weibliche Probanden, denen man Testosteron verabreicht, handeln gerechter als Testpersonen, die ein Placebo erhalten. Testosteron könnte hierbei womöglich die Feinfühligkeit im Umgang mit den Mitmenschen erhöhen. Forscher fanden außerdem heraus, dass nicht Testosteron selbst, sondern das Vorurteil gegenüber der Wirkung zu Aggressivität verleitet.

Die gute Nachricht für Transmänner, die Testosteron zuführen, lautet demnach, dass Hormone nicht die Ursache für eine erhöhte Gewaltbereitschaft sind.

Weitere Irrtümer sind, dass sich durch die Hormonzufuhr der Charakter verändert oder dass die Veränderung bei allen gleich abläuft, was völlig falsch ist, denn bei jeder und jedem ist das ein ganz individueller Prozess, was das Zeitliche und die Ausprägung betrifft. Die meisten fühlen sich durch die Hormoneinnahme, die sie zum „richtigen" Geschlecht hinführt, stärker, leistungsfähiger und einfach wohler.

Ein weiterer Fehlglaube ist, dass eine rückläufige Angleichung stattfindet, wenn man mit der Einnahme von Hormonen pausiert. Dem ist nicht so, wie man etwa am bleibenden Stimmbruch feststellen kann.

Sam: Ein weit verbreiteter Irrtum, aber auch eine Hoffnung, die mit der Verabreichung eines Sexualhormons einhergeht, ist, dass die hormonellen Veränderungen bei allen Transpersonen im gleichen Zeitraum und auf die gleiche Art und Weise wirken MUSS. Aber: Es muss nicht jeder zwangsläufig einen dichten Bartwuchs oder eine tiefe Stimme bei Testosterongabe bekommen, und schon gar nicht im gleichen Zeitraum. Ich kann bestätigen, dass mich Testosteron nicht automatisch aggressiver macht.

Viele Faktoren beeinflussen die Auswirkungen von Hormonen. Einen Leitfaden der hormonellen Veränderungen gibt es nicht. Und Hormon ist nicht gleich Hormon. Aussagen wie „Die Einnahme von Hormonen führt zu Krebserkrankungen“, „Hormone belasten die Leber“ oder „Hormone erhöhen das Thromboserisiko“ sind Sätze, die oft von Transpersonen fallen. Es wird alles sehr verallgemeinert ausgedrückt. Auch dass die Einnahme von Hormonen ohne geschlechtsangleichende Operation das Krebsrisiko erhöht, ist nicht bewiesen. Hormone haben positiven wie auch negativen Einfluss auf den Mechanismus und MÜSSEN daher nicht, aber KÖNNEN negative Auswirkungen haben. Wichtig ist außerdem, ob es ein bioidentisches oder ein synthetisches Hormon ist, mit dem die Person behandelt wird (bioidentische sind von der Wirkweise her vorzuziehen [siehe Frage 72]). Hormone sind an sich nicht ungesund. Hormone wirken, wie sie sollen. Ob positiv oder negativ, hängt von unserer Erwartung ab, davon, was sich verändern soll und wie verantwortungsbewusst wir sie einsetzen.

22. Warum ist die Leber im ganzen Hormongeschehen so wichtig?

In Bezug auf die körpereigene Hormonproduktion:

Cholesterol, welches in der Leber produziert wird, dient als Ausgangsprodukt bzw. Grundbaustein für sämtliche Sexualhormone. Wenn die Leber durch einen übermäßigen Alkoholkonsum, die jahrelange Einnahme von Medikamenten und durch Kontakt mit Chemikalien und Xenohormonen belastet wird, kann es zu einer Hormonsyntheseschwäche kommen. Ebenso kann ein Nährstoff- und Enzymmangel oder eine Schwermetallbelastung Ursache für eine verminderte Produktion von Hormonen sein. Ärger, Groll und Disstress wirken sich zusätzlich ungünstig auf das Entgiftungsorgan Leber aus.

Um die Leber in ihrer wichtigen Aufgabe als Produzentin des Vorstufenhormons Cholesterol zu unterstützen, empfiehlt es sich, regelmäßig Sport zu treiben sowie Omega-3-Öle und Bitterstoffe zuzuführen. Bei Einnahme von Cholesterinsenkern sollte unbedingt das herzschützende Coenzym Q10 eingenommen werden, da es durch das Statin zu einer beträchtlichen Verringerung dieses Stoffes kommt.

In Bezug auf die externe Hormonzufuhr:

Die orale Gabe von Hormonen ist für die meisten Transfrauen und -männer nicht die beste Darreichungsform, da die Leber dadurch chronisch belastet wird. Die transdermale Darreichungsform (Zufuhr über die Haut) von bioidenten Hormonen hat hier einen deutlichen Vorteil (siehe Frage 77).

23. Was sind bioidente Hormone überhaupt?

Bioidente Hormone werden auch naturidente Hormone genannt und sind verschreibungspflichtige pharmazeutische Wirkstoffe, die mit den natürlichen, vom menschlichen Körper selbst hergestellten Hormonen strukturell und funktionell identisch sind. Synthetische Hormone hingegen ahmen die Wirkung körpereigener Hormone nur nach und unterscheiden sich in ihrer Struktur von den natürlichen Hormonen, wie sie im menschlichen Körper vorkommen. Bioidentes Testosteron kann man nicht patentieren.

24. Woraus werden bioidente Hormone hergestellt?

Die Rohstoffquelle für bioidente Hormone ist pflanzlicher Natur, wobei vorwiegend die Yamswurzel genutzt wird. Es gibt viele verschiedene Yams-Arten. Einige werden als Nahrungsquelle, andere als Heilpflanzen genutzt. Die wilde Yamswurzel (Dioscorea villosa), die in Mittel- und Nordamerika beheimatet ist, kommt insbesondere in der Hormontherapie zum Einsatz, da sie viel Diosgenin enthält. In ein paar einfachen Syntheseschritten gelangt man dann im Labor vom Steroidgerüst Diosgenin zum bioidenten Hormon.

25. Welche Hormone gibt es in bioidenter Verabreichungsform?

Als Creme oder Gel transdermal eingesetzt werden Progesteron, DHEA, Hydrocortison (entspricht Cortisol), Estradiol, Estriol und Testosteron. Das Hormon Melatonin wird häufiger in sublingualer (unter der Zunge) oder bukkaler (wangenseitig) Form angewendet, wie beispielsweise als Spray oder Lutschtablette. Vitamin D3 gibt es als Kapsel oder ölige Tropfen, die man idealerweise gemeinsam mit einer Mahlzeit zuführt, da Vitamin D3 fettlöslich ist.

26. Was sind die Nachteile von synthetischen Hormonen?

Synthetische Hormone sind im Vergleich zu bioidenten Hormonen eigentlich Medikamente mit hormonähnlicher Wirkung. Sie bergen bekannterweise die Gefahr von Venenthrombosen und Lungenembolien. Zusätzlich kann es bei Einnahme dieser Hormone zu Depressionen und Libidomangel kommen.

Ein klassisches Beispiel für einen synthetischen Arzneistoff ist die Anti-Baby-Pille. Deren künstliches Estradiol bindet zum Beispiel schneller und länger an Estradiolrezeptoren. Durch das folgende negative Feedback an den Hypothalamus erfolgt keine GnRH-Ausschüttung, die Hypophyse schüttet weniger der Hormone LH und FSH aus und die Eierstöcke produzieren weniger bzw. kein Estradiol. Nach Absetzen der Pille tritt dann ein Hormonmangel mit den dementsprechenden Symptomen auf.

Die Auswirkungen von künstlichen Hormonen werden unter anderem auch in Frage 72 erläutert.

27. Was kann man tun, wenn man ein Hormonungleichgewicht vermutet?

Wenn Sie herausfinden möchten, ob andere Hormone abseits vom zugeführten Testosteron oder Estradiol Ursache für Ihre Beschwerden sind, sind ein Speichel-Hormontest und eine anschließende Beratung für natürliche Hormonhilfen wie bioidente Cremes bzw. Gele und Kräuterrezepturen geeignet. Durch den Stress, dem die meisten Transpersonen ausgesetzt sind, kann sich zum Beispiel eine Erschöpfung der Nebennierenrinde einstellen. Deshalb ist es so wichtig, den Fokus nicht nur auf die Sexualhormone zu legen. Ein wichtiges Augenmerk sollte auch auf eine Veränderung des Lifestyles gelegt werden. Ernährung, Bewegung und viele weitere Einflussfaktoren haben eine nicht zu unterschätzende Wirkung auf unser Hormonsystem (siehe Kapitel Hormone – Lifestyle & Co ab Seite 151).

28. Was sind die häufigsten Beschwerdebilder, die auf ein Hormonungleichgewicht hinweisen können?

Symptome eines Hormonungleichgewichts können zum Beispiel Burnout, Panik, Ängste, Depressionen, Autoimmunerkrankungen, Haar- und Hautprobleme, Allergien, starkes Schwitzen, Migräne, Schlafstörungen und viele mehr sein.

In der Praxis beobachtet man insbesondere bei Transfrauen, aber auch bei Transmännern mit einem Progesteronmangel bestimmte Beschwerden. Dazu gehören Schlaflosigkeit, dunkle Augenringe, Gewichtszunahme, Insulinüberschuss, Kopfschmerzen, Kreislaufschwäche, Rückenschmerzen, kalte Hände und Füße, Akne, Zahnfleischentzündungen, Infektanfälligkeit, Neigung zu blauen Flecken, Asthma, Aggressionen, Gedächtnisschwäche, Weinkrämpfe, Hysterie, Ängste, Selbstmordgedanken, Koordinationsschwäche, krankhafte Eifersucht, Depressionen, verminderte Libido, Schwindel oder Reizbarkeit.

Ein Testosteronmangel betrifft nicht nur Transmänner, sondern kann auch bei Transfrauen vorkommen. Hier ist es wichtig zu begreifen, dass alle Hormone für beide Geschlechter essenziell sind und nicht verteufelt werden sollten. Eine Transfrau benötigt Testosteron ebenso wie ein Transmann Estradiol. Dabei kommt es immer auf die Konzentration der jeweiligen Hormone an, die zum Wohlbefinden der jeweiligen Geschlechter beitragen. Es gibt Referenzbereiche bzw. Wohlfühlbereiche, die wir über viele Jahre der Beratung herausgefunden haben.

Symptome eines Testosteronmangels sind unter anderem mangelndes Selbstwertgefühl, mangelnde Stressresistenz, ein weicher Muskeltonus, Depressionen, nächtliches Harnlassen, Herzschwäche, verminderte Libido, Aggressionen, Ängste, Diabetes, Antriebslosigkeit, Unentschlossenheit, Gedächtnisschwäche, Müdigkeit, Blasenschwäche, Osteoporose, Bluthochdruck, nachlassende körperliche Leistungsfähigkeit, Bindegewebsschwäche, Cellulitis, Fibromyalgie und Inkontinenz.

Transfrauen und -männer können je nach Anpassungsstadium und Alter unter den Folgen von ganz individuellen Hormonmängeln leiden. Deshalb ist es wichtig, sich nicht nur auf Testosteron und Estradiol zu konzentrieren, sondern das Zusammenspiel aller Hormone zu betrachten.

29. Gibt es pflanzliche Hormonalternativen?

Es gibt zahlreiche Pflanzen, die den Hormonhaushalt günstig beeinflussen.

Transmänner können durch den Einsatz von Saat-Hafer (Avena Sativa), Eichenknospe, Gelée Royale, Maca, Erd-Burzeldorn, Ginseng, Hypoxis rooperi, Sägepalme, Stechwinden (Sarsaparille), Potenzholz (Muira Puama) und Yohimbe ihren Testosteronspiegel positiv beeinflussen und über bestimmte Nahrungsmittel (siehe auch Frage 30) zusätzlich boosten.

Bei DHT-bedingtem Haarausfall (androgenetische Alopezie) eignen sich außerdem Substanzen wie Beta-Sitosterol, Weidenröschen, Sägepalmenextrakt und Brennnesselwurzelextrakt, da sie die Bildung von Dihydrotestosteron (DHT) hemmen. Eine modulierende, haarwuchsfördernde Wirkung haben weiters Vitamin D3, Zink, Selen, Polyphenole und Ausdauersport.

Für den Muskelaufbau und damit die Umwandlung von Testosteron in Estradiol bei Transmännern gehemmt wird, eignen sich folgende Substanzen: Zink, Indol-3-Carbinol, Chrysin, Apigenin, Isoflavone, Resveratrol, Pterostilbene, Lignane, Ellagitannine und Sulforaphan.

Testosteron kann beispielsweise durch Maca und Gelée Royale gut unterstützt werden.

Die Nebenniere kann man durch Ginseng, Ashwagandha und Rosenwurz stärken. Auch die beiden Heilpilze Cordyceps und Reishi sind tolle Stärkungsmittel bei Nebennierenschwäche.

Um das Progesteron zu unterstützen, kann man zum Beispiel die bei uns heimischen Pflanzen Frauenmantel oder Schafgarbe verwenden. Auch die Yamswurzel und der Mönchspfeffer wirken harmonisierend auf das Progesteron.

Die klassischen „Estrogenpflanzen“ hingegen sind die Traubensilberkerze, der Rotklee und der Granatapfel, um nur einige zu nennen. Sie bieten sich bei Transfrauen als zusätzliche Unterstützung zur Estradiolbehandlung ebenso an wie Salbei, Hopfen, Melisse und Baldrian oder der Genuss von Nahrungsmitteln, die Phytoestrogene enthalten (siehe auch Frage 30). Sie alle helfen dabei, den Estradiolspiegel natürlich anzuheben.

30. Ist es möglich, den Hormonhaushalt über bestimmte Nahrungsmittel zu beeinflussen?

Wenn bestimmte Nahrungsmittel regelmäßig mit Maß und Ziel zugeführt werden, können auch sie einen wertvollen Beitrag zu unserem Hormonsystem leisten:

Mit Leinsamen kann man zum Bespiel das Schleimhauthormon Estriol gut unterstützen. Kichererbsen und Salbei stärken das Estradiol bei Transfrauen. Die Yamswurzel und der Buchweizen stimulieren die Progesteronbildung. Bei Schilddrüsenunterfunktion kommen Schwarzwurzel und Vogelmiere zum Einsatz.

Als Testosteronbooster für Transmänner kommen Petersilie, Bockshornklee, Ingwer, Knoblauch, Kürbis und Schwarzer Pfeffer zum Einsatz.

Als Tonikum (Stärkungsmittel) für beide Geschlechter eignen sich Damiana, Rosmarin, Gelée Royale, Maca, Vanille und Tonka.

Nachfolgend eine Auflistung einiger Nahrungsmittel zugeordnet zu den zwei wichtigsten Hormonen für Transpersonen:

Lebensmittel, die bei Transmännern die Testosteronproduktion begünstigen:

Petersilie, Gelée Royale, Maca, Ginseng, Bockshornklee, Ingwer, Knoblauch, Kürbis(kerne), Schwarzer Pfeffer, Grüner Tee, Paranüsse, Pinienkerne, Champignons, Spinat, roher Kakao, Avocados, Kreuzblütler, Kelp-Algen, Haferflocken, Stangensellerie, Sauerkraut

Darüber hinaus gilt es zu beachten, dass Nahrungsmittel sich nicht nur auf die Hormonproduktion, sondern beispielsweise auch auf den Blutzuckerwert, den Blutdruck, den Harnsäurespiegel usw. auswirken. Diese Nebeneffekte sollten mitberücksichtigt werden.

Lebensmittel, die bei Transfrauen die Estrogenproduktion begünstigen:

Leinsamen, Erbsen, Bohnen, Linsen, Anissamen, Äpfel, Fenchel, Gerste, Himbeeren, Kartoffeln, Kirschen, Kohl, Oliven(öl), Papaya, Reis, Rhabarber, Gurken, Salbei, Sesam, Schwarze Johannisbeeren, Preiselbeeren, Rotklee, Hopfen (Bier), Kichererbsen, Tomaten, Erdbeeren, Soja, Brokkoli, Cashewnüsse, Erdnüsse, Mais, Mandeln, Granatapfel, Melisse, Beinwell, Brennnessel

Trans*-Mann — Testosteron & Co.

31. Aus welchen Gründen nehmen Transmänner Testosteron?

Jeder transidente Mann, der sich in seinem Geburtsgeschlecht (biologisches Geschlecht) nicht wohlfühlt und der seinen Körper seinem Identitätsgeschlecht angleichen möchte, wünscht sich Testosteron. Dies ist sicherlich einer der Hauptgründe für eine Testosteronzufuhr, denn: Ich möchte so aussehen, wie ich mich innerlich fühle. Das Sexualhormon ist das stärkste männliche Androgen und verändert den Körper in die gewünschte, männlich aussehende Richtung. Es hilft Transmännern dabei, in der Außenwelt anzukommen und sichtbar der zu sein, der man ist. Zumindest war das mein persönlicher Grund und ich weiß aus Gesprächen, dass es bei vielen anderen auch so ist. Nur das Hormon schafft diese große Veränderung, ohne chirurgische Maßnahmen, ohne Schmerzen, ohne Narben.

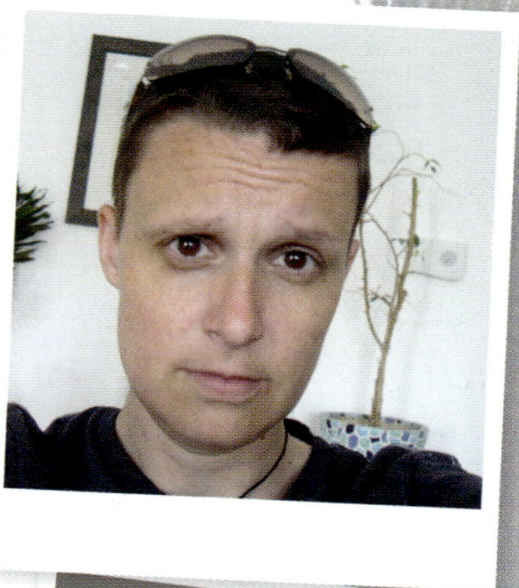

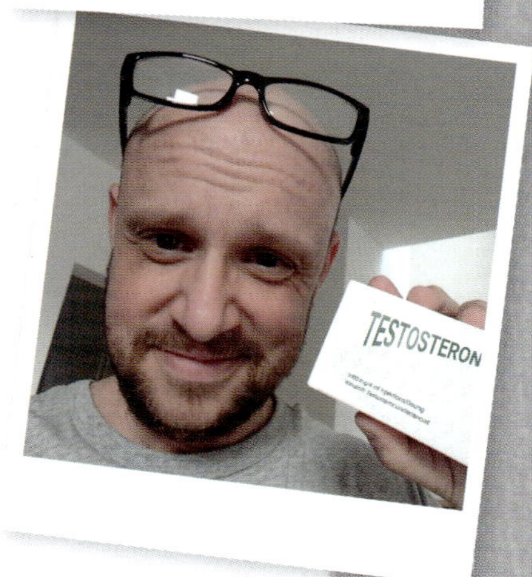

Veränderung
nach 10 Jahren
Testosteronzufuhr

Manche nehmen Testosteron ausschließlich für sich, manche vielleicht auch für den Partner oder die Partnerin; andere wiederum, um in der Gesellschaft akzeptiert zu werden.

Manche können ohne das Hormon nicht weiterleben: Die Suizidrate im Bereich der transidenten Personen ist weltweit leider immer noch hoch.

32. Wie verändert mich die Einnahme von Testosteron bei einer Geschlechtsangleichung?

Die Hormone helfen bei der äußerlichen Angleichung ans Wunschgeschlecht. Sie verändern bei lebenslanger Substituierung aber auch die Emotionen. Ich spreche hier bewusst von der hormonellen Veränderung von Frau zu Mann. Äußerlich hilft Testosteron, eine männliche Statur, den Bartwuchs und den Stimmbruch hervorzurufen. Beim Mann bildet Testosteron nämlich den starken Kehlkopf aus und beeinflusst eine spezielle Ausbildung der Stimmbänder, die dann die typisch tiefe männliche Stimme ermöglichen. Die Knorpel an Händen und Füßen können wachsen und die Libido wird gesteigert.

Testosteron regt die Talgproduktion der Haut an (Überproduktion erzeugt Akne) sowie das Wachstum der Körperhaare. Der Haaransatz am Kopf wandert nach hinten und nicht selten kommt es zu einer Glatzenbildung, weil das Wachstum der Kopfhaare durch eine lokale Überproduktion des Testosteron-Metaboliten Androstanolon (INN) oder durch einen Überschuss der aktiven Testosteronform Dihydrotestosteron (DHT) geschädigt werden kann. Die Gesichtskonturen werden kantiger und die Augenpartie wird markanter. Es findet eine Fettumverteilung statt und die Muskelmasse nimmt zu. Testosteron übt viele Funktionen bei Haut, Muskeln, Skelett, Nieren, Leber, Knochenmark und Zentralnervensystem aus. Nicht alles bemerkt man am Anfang der Einnahme, manches erst Jahre später.

33. Muss ich als transidenter Mensch Hormone zu mir nehmen?

Prinzipiell ist es eine freie Entscheidung. Aber ja, es ist nötig, wenn ich eine Änderung des Erscheinungsbildes wünsche. Für transsexuelle Personen ist die Einnahme von Hormonen mitunter das Wichtigste auf ihrem Weg der Transition/Angleichung. Operationen werden nicht immer angestrebt, aber die Einnahme der Hormone mit den damit einhergehenden Veränderungen wird mitunter als unter allen Umständen notwendig erachtet. Sind es doch die Hormone, die eine äußerliche (Erscheinungsbild) und innerliche, gefühlte Veränderung bewirken. Die gefühlte Angleichung durch Hormone ist aber oftmals auch angstbehaftet und wird skeptisch betrachtet, während die äußerliche Veränderung geradezu herbeigesehnt wird. Ist schließlich sie diejenige, die einen transsexuellen/transidenten Menschen nach außen hin sichtbar macht, um in der Gesellschaft als Mann/Frau wahrgenommen werden zu können.

Man kann Hormone als Transperson also nehmen, aber man muss nicht. Beides ist rechtlich legal. (Mit meinen Aussagen beziehe ich mich übrigens immer auf die Situation in Österreich, sofern nicht anders angemerkt.) Es ist immer situationsabhängig und sehr persönlich – wie jeder es möchte. Wichtig ist nur, vor der Entfernung der inneren Geschlechtsorgane alles zu bedenken, da diese Entscheidung endgültig ist.

34. Ist Testosteron wirklich nur ein Männerhormon?

Für mich war es das Hormon, das mich zum Mann gemacht hat. Es hat mir geholfen, mein Inneres – das eines Mannes – nach außen zu kehren und als Mann wahrgenommen zu werden. Testosteron hat mir zur tiefen Stimme, dem Bart und zu einer gewissen Gelassenheit verholfen. Es hat mich stärker gemacht und auch mein Inneres verändert. Bei einer Geschlechtsangleichung von Frau zu Mann braucht man(n) Testosteron, weil es einem hilft, das gefühlte Männliche sichtbar zu machen und sich im Einklang mit sich selbst zu fühlen. Aber ein Hormon allein macht einen nicht zu einem Mann oder zu einer Frau. Mannsein hat mit viel mehr zu tun: mit Gefühlen, Identität, Denken, Erziehung, Auftreten usw.

Und es ist nicht nur ein Männerhormon. Nein, auch Frauen brauchen Testosteron. Aber es kommt auf die Dosierung an. Frauen würden durch die Menge Testosteron, die ich erhalte, einen Bart und eine tiefe Stimme bekommen. Sie würden sich verändern wie ich und sobald sie mehr Testosteron als Estradiol im Körper haben, würde das Erscheinungsbild männlich werden. Darum ist es für mich persönlich (m)ein Männerhormon!

35. Welche gewollten Veränderungen bewirkt die Zufuhr von Testosteron?

Gewünschte Nebenwirkungen von regelmäßigen Testosterongaben sind:

- **Stimmbruch** durch Kehlkopfwachstum
- **Bartwuchs** und **Körperbehaarung**
  Die Körperbehaarung wird unterschiedlich schnell oder langsam mehr. Haare wachsen an den Beinen, am Bauch und den Armen, manchmal je nach genetischer Veranlagung auch am Rücken und am Po. Die Kopfhaare weichen meist Geheimratsecken oder werden so wenig, bis nichts mehr da ist: Es bildet sich eine Glatze. Auch hier reicht oft ein Blick auf die männliche Verwandtschaft.
- **Knochendichte** nimmt zu
- **markantere Gesichtszüge**, kantigere Gesichtsform
- stärkeres Hervortreten der Sehnen an Armen und Beinen
- **Wachstum der Klitoris („Mini-Penis"):** die kleinen, inneren Schamlippen werden größer, die großen, äußeren Schamlippen sind nicht mehr ganz so prall
- **Ausbleiben der Monatsblutung** (Amenorrhoe)
- **Zunahme der Muskelmasse** und der Körper(mager)masse
- **Fettumverteilung**
  Die Muskeln lagern mehr Wasser, die Unterhaut lagert weniger Wasser ein und der Körper transportiert das Körperfett in andere Regionen weiter; es verbleiben keine Schwangerschaftsreserven mehr an den Oberschenkeln und im Sitzbereich.
- **Knorpelveränderungen** – Zunahme (z.B. Wachstum der Füße)
- **verändertes Hautbild** (grobporiger und derber)
- **gesteigerte Libido**

36. Welche ungewollten Veränderungen bewirkt die Zufuhr von Testosteron?

Bei Transmännern sind unerwünschte Wirkungen weniger ausgeprägt als bei Transfrauen. Am häufigsten sind Akne, erhöhte Leberwerte und vegetative Symptome wie Reizbarkeit, Nervosität oder Unruhe.

Unerwünschte Nebenwirkungen von regelmäßigen Testosterongaben sind laut Transgender Team Austria (TTA) und Günter K. Stalla (siehe Literaturverzeichnis):

- Akne/Hautunreinheiten (häufig)
- Muskel und Gelenksschmerzen (häufig)
- Schwindel/Kopfschmerzen (Migräne)
- Abszess an der Injektionsstelle
- Bluthochdruck
- vermehrtes Schwitzen
- vermehrte Talgbildung
- Störungen im Wasser- und Elektrolythaushalt (z.B. Ödeme = Wassereinlagerungen)
- Leberschäden/schlechte Leberwerte
- veränderte Blutfettwerte (erhöhter LDL-Spiegel/„schlechtes" Cholesterin; erniedrigter HDL-Spiegel/„gutes" Cholesterin)
- Nierenschäden
- Herzrhythmusstörungen
- Tremor (Zittern)
- orthopädische Verletzungsanfälligkeit
- Schilddrüsenveränderungen
- Haarausfall (Glatzenbildung)
- verändertes Geruchsempfinden/veränderter Körpergeruch
- Persönlichkeitsveränderungen (z.B. Aggressivität, Größenwahn)
- sexuelle Lustlosigkeit

Testosteron macht außerdem das Blut dicker und verschlechtert die Wundheilung. Die Vagina wird meist trockener und wird manchmal mit Östrogenzäpfchen behandelt. Die Scheide wird enger.

Wichtig sind weiters Wechselwirkungen von Testosteron mit anderen Medikamenten, im Speziellen Antidepressiva, Schlafmittel oder Epilepsiemedikamenten, oder auch nach einer Krebserkrankung. Fragen hierzu sollten Sie im Falle des Falles unbedingt mit Ihrem Facharzt abklären.

37. Wie schädlich ist zu viel Testosteron?

Bei der Testosterongabe von außen gilt natürlich **nicht**: „Mehr ist besser!"

Testosteron kann nur durch „Andocken" an hormonspezifische Rezeptoren in die Körperzellen aufgenommen werden. Testosteron kann also nur an einem Rezeptor für Testosteron andocken, wohingegen ein anderes Hormon hier nicht landen kann. Diese Rezeptoren für Testosteron sind auch im weiblichen Körper zu finden, aber in geringerem Ausmaß. Am Beginn der Hormonbehandlung werden diese Rezeptoren „überfüttert", damit sich mehr Rezeptoren bilden – aber das dauert. Ein Zuviel an oral zugeführtem Testosteron kann also vom Körper gar nicht aufgenommen werden, sondern muss über die Leber und die Niere wieder abgebaut werden. Dies verläuft aber bei jedem Menschen individuell anders und kann der Gesundheit schaden.

Man sollte immer bedenken, dass bei Zufuhr von Testosteron in Form der Depotspritze die Dosis am Anfang besonders hoch ist. Nebenwirkungen von zu viel Testosteron können hohe Leberwerte, Akne oder Veränderungen der Nieren- und/oder Schilddrüsenwerte sein.

Wenn Testosteron bei erhöhter Aromatase zugeführt wird (Aromatase wandelt Testosteron in den Haar- und Hautzellen in Estradiol um), kann dies durch die verstärkte Umwandlung in Estrogene möglicherweise die Entstehung von Krebserkrankungen begünstigen. Wenn eine erhöhte Aromatase besteht, gibt es die Möglichkeit, mit Aromatasehemmern zu arbeiten (siehe Frage 78) bzw. einen Spezialtest zu machen, der potentiell krebsbegünstigende Metaboliten des Estrogenstoffwechsels feststellen kann. Laut aktuellem Kenntnisstand hat Testosteron keinen Einfluss auf die Entstehung von Gebärmutterhalskrebs.

38. Welche Symptome hat man/frau bei einem Testosteronmangel während bzw. nach der Transition?

Dies ist sehr individuell. Es hängt davon ab, welche anderen körperlichen Beschwerden man noch hat. Bei mir persönlich merke ich einen Abfall, also Mangel von Testosteron durch Stimmungsschwankungen, Depressivität und vermehrtem negativen Denken, Unruhe, weniger Schwitzen, weniger Energie und Rückgang der Libido. Aber auch durch geringere Reizbarkeit. Oft auch durch stimmliche Veränderungen. Mir passiert es öfters, dass ich am Telefon als Frau angesprochen werde, wenn mein Spritzenzyklus sich dem Ende der drei Monate nähert (ich spritze ja alle zwölf Wochen), wo der Testosteronwert schon gesunken ist. Ich habe aber in den letzten Jahren keinen Mangel, da meine Werte regelmäßig gemessen werden und sich in einem für mich und den allgemeinen Referenzwerten entsprechenden Bereich befinden.

Ich nehme seit vielen Jahren Aromatasehemmer, DHEA-Gel und Zink. Dies zeigt sich bei mir in konstanten Werten, die im „Normbereich" liegen, aber viel wichtiger ist, dass sie sich für mich gut anfühlen und auch die gewünschten Veränderungen mit sich bringen.

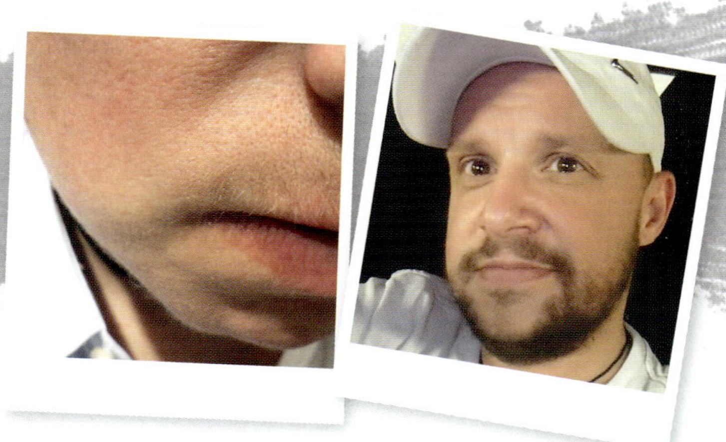

links: Bartwuchs 1 Jahr nach Testostart

rechts: Bartwuchs heute

39. Wie kann ich den Bartwuchs beeinflussen?

Beim Bartwuchs geht es um Aromatasehemmung (siehe Frage 78) und nicht um Bartwuchspräparate aus dem Handel. Testosteronüberschuss führt zu Haarausfall am Kopf, aber natürlich auch zu verstärktem Bartwuchs. In den vergangenen Jahren habe ich beobachtet, dass bei jüngeren transidenten Männern nach dem Start der Hormontherapie der Bartwuchs rascher erfolgte, als wenn man erst mit Mitte 30 oder über 40 mit der Hormoneinnahme startet. Weiters hängt es generell von der Familiengeschichte ab, ob bei den Vorfahren ein starker Bartwuchs vorhanden war oder vielleicht auch genetisch bedingt eine geringe Veranlagung zu Bartwuchs gegeben ist. Selbiges gilt für die Glatzenbildung bei transidenten Männern.

Viele versuchen durch Einreiben mit Elixieren oder bestimmten Produkten, den Haarwuchs anzukurbeln. Hier kommt es aber nicht selten auch zu einem Überschuss von Testosteron im Körper, was wieder eine dem erwünschten Ziel entgegengesetzte Wirkung hat. Nicht wenige kommen auf die absolute No-Go-Idee, sich ein Testosterongel ins Gesicht zu reiben. Es gibt seit einigen Jahren ein ursprünglich als Blutdruckmittel eingesetztes Produkt, das als Nebenwirkung verstärkten Haarwuchs gezeigt hat und das jetzt oftmals in Haarwuchsprodukten eingesetzt wird. Die Wirksamkeit ist nicht bewiesen, aber viele nehmen es trotz der Nebenwirkungen wie erhöhter Blutdruck oder Kopfschmerzen und Schwindelgefühl.

Generell sollte auf die Ernährung geachtet werden, um die Wirksamkeit von Testosteron – auch auf den Bartwuchs – zu begünstigen. Eine gute Wirksamkeit von Testosteron auf den gesamten Organismus und demnach auch auf den Bartwuchs ist mit der Unterstützung von Aromatasehemmern wie Zink oder speziellen natürlichen Tinkturen gegeben, die Folgendes enthalten: Petersilie, Saat-Hafer (Avena Sativa), Eichenknospe, Gelée Royale, Maca, Bockshornklee, Brennnessel, Erd-Burzeldorn, Ginseng, Hypoxis rooperi (Afrikanischer Milchstern), Ingwer, Knoblauch, Kürbis, Sägepalme, Sarsaparille, Schwarzer Pfeffer, Potenzholz (Muira Puama), Yohimbe.

Wenn man Haare öfters schneidet, ist das Haar natürlich borstiger, wirkt mehr oder dicker aufgrund der kantigen Schnittfläche, als wenn ein neues Haar wächst. Oftmaliges Rasieren lässt den Bart aber nicht schneller wachsen. Es macht ihn auch nicht dichter. Bartwuchs hat mit dem Vorhandensein von Testosteronrezeptoren und der Genetik zu tun und damit, wie man seinen Körper durch Ernährung und Aromatasehemmer auf die richtige Spur bringt. Neue Haare sind feiner und haben eine weiche Spitze. So fängt der Bartwuchs bei Transmännern an: mit einem weichen Flaum. Dieser entwickelt sich bei jedem Transmann mehr oder weniger schnell und stark. Eine gute Durchblutung regt das Wachstum der Haarwurzeln an. Mit Sicherheit das beste Mittel ist Geduld und auch das Wissen, dass ab Hormonstart nur die Zeit ein erwünschtes Ergebnis hervorbringt. Ich nehme jetzt seit über zehn Jahren Testosteron und in den letzten vier Jahren hat sich mein Haarbild nicht nur im Gesicht, sondern am ganzen Körper verändert. Und diese Veränderung hört nicht auf. Ich bekomme auch regelmäßig Feedback von meiner Frau oder mir nahestehenden Menschen, dass mein Bart mehr und meine Körperbehaarung dichter wird. Ich achte aber seit Jahren auf Aromatasehemmer und stärke meinen Bartwuchs zusätzlich mit Mikronährstoffen und Elixieren.

40. Mysterium Testosteron und Haarausfall – was ist dran?

Eine Überdosierung von Testosteron kann unter anderem zu Haarausfall führen. Wenn man Testosteron zu sich nimmt, ist das bei transidenten Männern mit einer stetigen Zufuhr über Cremes oder mit einer Spritzenverabreichung im 3-Monats-Rhythmus verbunden. In der Anfangsphase der Angleichung bekommt der Körper einen Überschuss. Wenn dann die Operationen der inneren Organe durchgeführt wurden, wird der Gegenspieler Estradiol weniger und das Testosteron kann noch mehr wirken. Man bemerkt die Angleichung dann schneller und stärker; auch die Geheimratsecken kommen und die Kopfhaare werden weniger und dünner. Dies hat natürlich auch mit dem Lebenszyklus zu tun, also damit, wie alt man ist. Bei jüngeren Personen dauert der Vorgang länger, bei den älteren geht es schneller. Ich persönlich hatte innerhalb von drei bis vier Jahren einen fast kahlen Kopf. Allerdings war ich zu diesem Zeitpunkt fast 40 und in diesem Alter (wenn nicht schon früher) kann es bei biologischen Männern ebenfalls zu einem testosteronbedingten oder genetischen Haarausfall kommen.

Ein Hormon namens Dihydrotestosteron (DHT) ist die aktive Form von Testosteron. Wenn man unter einer vererbten Überempfindlichkeit der Haarwurzeln gegenüber DHT leidet, kommt es zu einer fortschreitenden Verkleinerung der Haarwurzeln. Das kann die Ursache für erblich bedingten Haarausfall sein, der mit Medikamenten behandelt werden könnte, die den DHT-Spiegel senken. Reagiert der Körper überempfindlich auf Testosteron bzw. liegt ein erhöhter Testosteronanteil vor, so steigt das Haarausfallrisiko. Wenn das aber frühzeitig erkannt und gegengesteuert wird, lässt sich der Haarausfall möglicherweise verhindern.

Der zweite biologische Botenstoff neben DHT, der das Wachstum von Haaren wesentlich beeinflusst und in den Zellen der Haarfollikel selbst aus Testosteron gebildet wird, ist Estradiol.

Wenn diese beiden Stoffe in einer optimalen Balance sind, wächst das Haar in normalen Wachstumsphasen. Sobald es aber ein Ungleichgewicht der Botenstoffe in den Haarfollikeln gibt, gibt es Probleme. Testosteron wird nicht mehr richtig umgewandelt, das Haarfollikel wird geschwächt und die Phase des Haarwachstums wird verkürzt. Die Haare werden lichter und es wächst oft nur mehr dünner Flaum. Dies verläuft bei einem Ungleichgewicht so lange, bis die Haarfollikel komplett verkümmert sind.

Die Balance der Botenstoffe in den Haarfollikeln, und damit das Haarwachstum, kann man regulieren. Dafür muss man sich zwei Enzyme anschauen, die in den Zellen der Haarfollikel für die Umwandlung von Testosteron in DHT und Estradiol verantwortlich sind:

Die zwei Schlüsselenzyme bei Haarausfall sind die 5-alpha-Reduktase und die Aromatase. Die 5-alpha-Reduktase ist dafür verantwortlich, dass Testosteron in den Haarfollikeln zu DHT umgewandelt wird. Bei zu viel DHT wird das Wachstum des Kopfhaares gehemmt. Jetzt muss man nur die 5-alpha-Reduktase beeinflussen, also hemmen, um einen gezielten „Mangel" an DHT in den Zellen zu bewirken. Ergebnis: Die Haarfollikel regenerieren sich und der Haarausfall kann gestoppt werden.

Ebenso können sich Haarfollikel durch ein Hemmen des zweiten Schlüsselenzyms, der Aromatase, wieder regenerieren. Aromatase bewirkt eine Umwandlung von Testosteron in Estradiol in den Haar- und Hautzellen.

41. Was haben 5-alpha-Reduktasehemmer mit Haarausfall und Prostatakrebs zu tun?

Die externe Testosteronzufuhr verursacht bei Transmännern Haarausfall. Das hängt unter anderem damit zusammen, dass das Testosteron zu 5-alpha-Dihydrotestosteron (DHT) umgewandelt wird. Damit diese Umwandlung nicht stattfindet, werden 5-alpha-Reduktasehemmer eingesetzt. Diese hemmen das Enzym 5-alpha-Reduktase, das die Umwandlung in Gang setzen würde.

Die Höhe der 5-alpha-Reduktase-Aktivität, die zur DHT-Bildung führt, beeinflusst auch das Entstehungsrisiko von Prostatakrebs. Umgekehrt reduziert die Hemmung dieses Enzyms die Konzentration an biologisch aktivem DHT. 5-alpha-Reduktase-Hemmstoffe werden deshalb therapeutisch in der Behandlung des Prostatakarzinoms und des genetisch bedingten Haarausfalls eingesetzt. Beispiele dafür sind Beta-Sitosterol, Weidenröschen, Sägepalmenextrakt und Brennnesselwurzelextrakt. Positive Wirkung zeigt die Einnahme von Vitamin D3, Zink, Selen und Polyphenolen, aber auch Ausdauersport hat sich bei der Problematik des Haarausfalls, verursacht durch externe Testosteronzufuhr bei Transmännern, bewährt.

42. Was bedeutet Mann- bzw. Frausein für Transmänner und -frauen über die Hormone hinaus?

Für mich bedeutet Mannsein, meine Identität leben zu können. Mit so vielen oder so wenigen männlichen Klischees, wie es eben braucht. Ich liebe auch meine weiblichen Seiten an mir, weil ich damit die komplette Bandbreite der Emotionen und Erfahrungen aus beiden Welten leben kann und darf. Es bereichert. Für mich bedeutet Mannsein über die Hormone hinaus, als Ich durchs Leben gehen zu können und mich richtig zu fühlen. Es bedeutet nicht nur, aufs Männerklo gehen zu können, um im Stehen zu pinkeln oder mehr Kraft zu haben oder einen Bart. Ja, das gehört dazu, aber fürs Menschsein macht es keinen Unterschied. Es geht nur darum, dass du du selbst bist. Ich bin jetzt als Mann authentisch und muss nicht mehr darüber nachdenken, wie ich es erreiche, so zu leben, wie ich fühle. Ich kann es tun, weil ich die Transition für mich abgeschlossen habe. Hormone unterstützen mich dabei und vieles hat sich geändert, aber ich sehe mich und alle Menschen als gleichwertig, egal, ob Mann oder Frau. Wir alle bekleiden Rollen in der Gesellschaft und werden in Kategorien gesteckt, weil das oft beruflich oder sozial in die Situation passt. Ich ordne mich bewusst den Männern zu, aber schätze meine weibliche Seite. Ob das andere Männer auch tun, weiß ich nicht. Mannsein mit Hormonzufuhr ist für mich das gleiche wie Mannsein ohne zusätzliche Hormone – einfach ein Gefühl.

Erfahrungen von anderen Transmännern und -frauen:

TF: *„In meinem Fall versuche ich, 40 Jahre „Raubbau"' am Körper umzuerziehen. Als Mann auf dem Bau war Körperpflege Waschen/Duschen, Rasieren usw. Jetzt versuche ich weitaus mehr, auf mich zu achten, aber ich tu mir damit noch schwer. Was macht es über die Hormone hinaus aus? Je nach eigener Definition: Das kann alles sein… oder auch nichts. Für mich sind die Hormone „nur" ein Mittel zum Zweck. Bei so einigen anderen fühlt es sich an, als würden sie erwarten, Hormone wären ein Wundermittel, das die Welt –„Hokuspokus!" – auf einmal komplett ändert. Die Leute, die das denken, sind dann jene, die extrem enttäuscht sind..."*

TM: *„Mann sein: Verhaltensmäßig ändert sich für mich nichts. Aber ich habe in mir jetzt viel mehr das Bedürfnis, zuvorkommend zu sein, zu beschützen, standfest zu sein. Zu mir zu stehen und zu dem, was ich will und nicht will. Ich habe auch das Gefühl, dass ich als Mann eher standhaft auf etwas beharren darf als früher als Frau. Dass ich tatsächlich ein Mann bin (schon immer war) zeigt mir, wie extrem ich mich psychisch erholt habe, seit ich diesen Weg gehe. Über die Hormone hinaus Mannsein? Ich würde mir wünschen, dass sich dieses „Typisch Mann", „Typisch Frau" immer mehr auflöst bei*

Erziehung, Beruf, gesellschaftlichem Ansehen, Gehalt,…, und dass es bald nur noch MENSCHEN gibt. Mann kann das gleiche wie Frau und umgekehrt."

TF: *„Es bedeutet nichts anderes, als ich selbst sein zu können. Frausein und Hormone: Die HRT hat mich aus einer tiefen Depression gerissen, von der ich nicht mal wusste, dass ich sie hatte. Tag 1 mit Östrogen merkte ich, wie die Lebenslust wieder zurück kam. Von da an gings nur mehr bergauf. Ich hab erst drei Monate später Blocker genommen, weil ich hoffte, dass mein Testosteron auch ohne sie runtergeht. Tag 1 mit Blocker waren eine Offenbarung. Mir ging's nochmal um 500 % besser. Ich fühl mich im Einklang mit meinem Körper (von dem Problem, das ich noch baumeln hab, mal abgesehen) und meine Gefühlswelt ist sooo viel tiefer und schöner... Ich fühl' mich zum ersten Mal in meinem Leben „richtig", superwohl und einfach nur toll. Das hätte ich mir vor HRT nicht mal vorstellen können, dass es überhaupt möglich ist, sich so gut zu fühlen. Ich dachte ewig, ständig müde, abgeschlagen und unruhig zu sein, ist ein „Normalzustand". Ich bin so unendlich dankbar für meine Hormone."*

TF: *„Für mich bedeutet es, eine Frau zu sein; dass ich meine weibliche Seite ausleben kann, frei bin, Freundschaften zu Frauen pflegen kann, ohne dass die Partner der Frauen eifersüchtig sind (zumindest so lange, bis bekannt wird, dass ich lesbisch bin). Aber auch dann ist es meistens kein großes Problem. Ich kann jetzt beides in mir vereinen: meinen weiblichen Aspekt und auch die männliche Energie (jeder Mensch hat beides in sich). Ich kann mich endlich so geben, wie ich bin, mit all den Zickereien und Gemütsschwankungen. Und ja, die habe ich definitiv! Ich sage auch nicht von mir, dass ich eine Transfrau bin. Bin ich ja nicht. Ich bin eine Frau!"*

Trans* – Body

In diesem Teil berichte ich von meinen eigenen Erfahrungen. Die medizinischen Facts sind durch Informationen von Ärzten und Kliniken ergänzt.

Jeder, der/die operative Eingriffe vornehmen lassen möchte oder lässt, tut das mit so vielen Behandlungsschritten, wie er oder sie will. Medizinisch sind diese Eingriffe nicht notwendig bzw. gesetzlich vorgeschrieben, um als Mann leben zu können oder zu dürfen, sondern sie werden von den Betroffenen in individuellem Ausmaß gewünscht. Man kann alle Operationen, einzelne oder gar keine OPs machen.

Wichtig ist nur, dass jeder so weit geht, wie er es möchte. Und dass genügend Zeit zwischen den Operationen liegt; empfohlen werden mehrere Monate, um dem Körper eine Heilungsphase zu geben.

Bei Frau-zu-Mann-Transsexualität gibt es folgende Operationen zur chirurgischen Geschlechtsangleichung:

- Mastektomie (Brustentfernung)
- Hysterektomie (Entfernung der Gebärmutter) und Adnektomie (Entfernung von Eileiter und Eierstöcken)
- Kolpektomie (Scheidenhautentfernung und Scheidenverschluss)
- Klitorispenoid (Klitpen)
- Penoidaufbau (mit gleichzeitiger Harnröhrenbildung/großer Aufbau)
- Glansplastik (Eichelnachbildung)
- Skrotumaufbau (Hodenaufbau)
- Hodenprothesen (Silikonprothesen)
- Erektionsprothese(n)
- Korrekturen

Wie viele OPs es dann im Endeffekt bei jedem werden, hängt von mehreren Faktoren ab: von der Wundheilung, den Korrekturen, von Komplikationen oder einfach davon, was alles gewünscht wird.

Die angeführten Informationen wurden zum Teil der Website von Dr. Lubos Kliniken München, Bogenhausen und Pasing, entnommen (https://www.lubos-kliniken.de/fachbereiche/transgenderzentrum/frau-zu-mann/einzelschritte-der-op).

43. Hilfsmittel für Transmänner: Was ist ein Packer?

Ein Packer ist eine Penisnachbildung in Form einer Silikonprothese und wird als „Penisersatz“ in der Unterwäsche getragen. Wenn man keinen Penoidaufbau anstrebt oder bevor die große Operation ansteht, kann der Packer helfen, ein besseres optisches, aber auch gefühltes Empfinden zu erzeugen. Aber nicht nur das. Ich habe circa vier Jahre nach Beginn meiner Hormontherapie den Penoidaufbau machen lassen und bis dahin habe ich einen Packer (kommt von packen = tragen), auch Penisprothese genannt, benutzt. Diese Silikonprodukte in Form eines Penis lassen neben dem Tragen das Urinieren im Stehen sowie sexuelle Aktivitäten (mit Versteifung) zu. Es gibt sie in verschiedenen Größen, Farben, Ausführungen mit oder ohne Vorhaut, mit Versteifung oder ohne und auch mit verschiedenen Haltetechniken (Kleben oder Halterung). Die Nachbildungen eines männlichen Gliedes sehen oft täuschend echt aus, sodass man den Packer beim Anblick am Pissoir oder in der Sauna nicht von einem biologischen Penis unterscheiden kann. Sehr viele von den Packern werden mit Hoden und/oder Behaarung angeboten.

Es gibt zahlreiche Anbieter im Netz. Eine Beratung diesbezüglich können Transmänner bei uns im Verein (Transgender-Team Austria) erhalten. Jeder möchte den Packer aus einem anderen Grund und es ist auch nicht für jeden die gleiche Größe von Vorteil. Die Kosten hierfür werden derzeit in Österreich nicht von der Krankenkasse übernommen, sondern man muss ihn selbst bezahlen. Die Preise variieren von 50 Euro bis 1.500 Euro. In Deutschland beispielsweise übernehmen einige Krankenkassen die Kosten für die von sogenannten Epithetikern hergestellten Penisprothesen. Und zwar mit der Begründung, dass dadurch die Kosten für eine Aufbau-OP eingespart werden können, wenn ein transidenter Mann keine Operation anstrebt. Viele wollen keine massiven körperlichen Eingriffe vornehmen lassen und bevorzugen daher die Prothesenvariante. In Österreich wird am Erstattungssystem gearbeitet und in Einzelfällen wurden bereits Teilbeträge der Kosten erstattet.

44. Hilfsmittel für Transmänner: Was ist ein Binder?

Ein Binder dient zum Verstecken und „Wegbinden" der weiblichen Brust. Das Aussehen erinnert an sehr enge Unterhemden oder Sport-BHs. Der Brustbinder sollte eng sitzen. Es gibt Produkte mit und ohne Träger, variabel in Länge und Stärke und aus den verschiedensten Materialien. Binder sind Bandagen vorzuziehen, da sie nicht verrutschen können. Wichtig ist das richtige Tragen bzw. Binden. Auch wenn man seine Brust als Mann nicht mag, darf man sie nicht falsch abbinden. Zu eng schädigt das Bindegewebe und bereitet Probleme beim Atmen, ebenso können Wirbelsäulenschmerzen auftreten. Die Brustwarzen und das Bindegewebe sowie die Haut sollten nicht verletzt werden, da dies das spätere Ergebnis der Brust-OP beeinflussen kann.

45. Wie läuft eine Mastektomie ab und was ist dabei zu beachten?

Die Mastektomie oder auch Brustentfernung kann nach der Diagnose und dem Beginn der Hormonbehandlung, nach einem Zeitraum von sechs Monaten bis zu einem Jahr, stattfinden. In Ausnahmefällen kann die Mastektomie auch ohne Hormongabe erfolgen, hierfür sind aber spezielle Gegebenheiten Voraussetzung, die die Ausnahme bilden.

Eine Mastektomie ist die Entfernung des Brustdrüsengewebes und der Haut sowie die Versetzung der Brustwarzen, um den Aufbau einer männlichen Brust nachzustellen. Dies wird meist von plastischen Chirurgen durchgeführt. Die Einnahme der Hormone bewirkt auch eine Veränderung des Brustumfanges und des Brustgewebes, sodass der Chirurg es leichter hat, eine männliche Brust optisch herzustellen.

Es gibt hier verschiedene Techniken, wie den Schnitt in der Unterbrustfalte oder um die Mamille (Brustwarze). Es hängt davon ab, von welcher Brustgröße der Chirurg auszugehen hat. Diese nimmt durch die Einnahme von Testosteron ab.

Es handelt sich hierbei um einen irreversiblen Eingriff. Es muss dafür einen Zeitraum geben, in dem sich der Betroffene auch durch therapeutische Begleitung des riesigen Schrittes bewusst werden kann und muss. Die benötigten Gutachten und Stellungnahmen müssen vorgelegt werden und die Krankenkassen und Ärzte müssen sich absichern können, damit keine Probleme im Nachhinein auftauchen, wenn das Körperteil entfernt wurde. Nach der OP bleibt man meist wenige Tage im Krankenhaus. Man sollte eine Kompressionsweste tragen und mehrere Wochen keine schweren Sachen heben oder Sport betreiben. Schonung (kein Armheben oder Belasten) begünstigt die Wundheilung. Die Wundversorgung und die Narbenpflege sind auch sehr wichtig. Nach der OP findet eine Nachsorge durch den Chirurgen statt, wo auch Fäden entfernt werden müssen. Oftmals kommt es zu einem späteren Zeitpunkt zu Korrekturen (nicht vor sechs Monate nach der Operation), da sich das Operationsergebnis natürlich noch verändern kann.

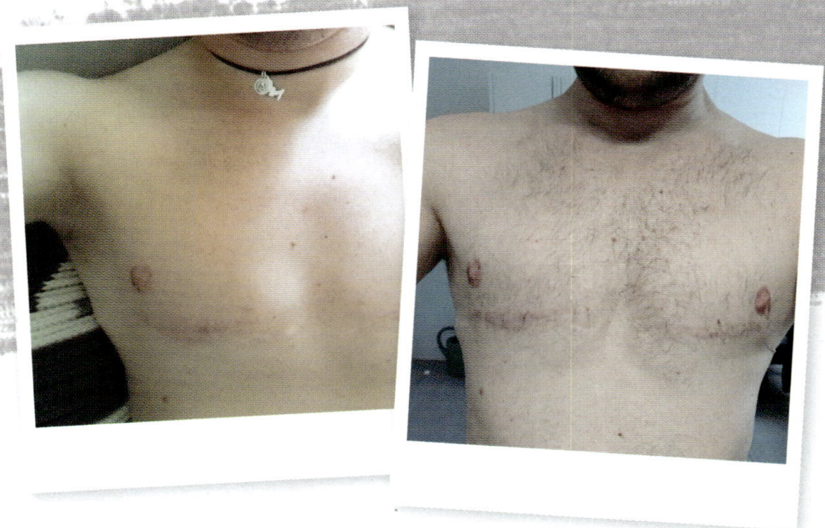

links: 1 Jahr nach zweiter Brust-OP (Korrektur)

rechts: heute

Nach der Mastektomie und nach Beginn der Zufuhr von Hormonen verändert sich die Brust zu einer männlichen Brust und es findet auch eine Behaarung statt. Viele überdecken ihre Narben mit Tattoos.

46. Wie läuft die Entfernung der inneren Geschlechtsorgane bei Frau-zu-Mann-transidenten Personen ab und welche Probleme können dabei auftauchen?

Die Hysterektomie bezeichnet die Gebärmutterentfernung und die Adnektomie die Entfernung von Eileiter und Eierstöcken, die manchmal gemeinsam mit der Mastektomie aber derzeit meist in einer getrennten Operation von einem Gynäkologen durchgeführt wird.

Die laparoskopisch assistierte vaginale Hysterektomie und Adnektomie ist die Entfernung der Organe per Schlüssellochtechnik. Die Organentnahme erfolgt über die Scheide. Hierfür muss man den Bauchraum nicht öffnen. Es gibt natürlich verschiedenste Methoden und jeder Arzt bevorzugt eine andere Technik, aber diese wird als gering invasiv bezeichnet. Der Eingriff dauert meist nicht sehr lange und kann innerhalb eines Spitalsaufenthalt von vier bis fünf Tagen erledigt werden.

Alle Operationen im Bauchraum müssen im Nachhinein gut beobachtet werden, da es zu Blutungen kommen kann. Nach dem Eingriff ist der Körper ohne Keimzellen, darum verändert sich der hormonelle Haushalt. Da die Estradiol-produzierenden Drüsen nicht mehr vorhanden sind, kann das Testosteron seine volle Wirkung entfalten und in diesem Stadium kann man oftmals eine starke Veränderung und Virilisierung (Vermännlichung) bemerken.

Meine persönlichen Erfahrungen mit diesem Eingriff: Bei mir hat sich nach der OP ein starker Schub eingestellt, der Bart- und Haarwuchs am Körper hat sich beschleunigt, der Haarverlust am Kopf ebenfalls und das Testosteron hat meinem Empfinden nach eine stärkere Wirkung entfaltet, da es keinen natürlichen Gegenspieler mehr hatte, der die Mengen an Estradiol produziert, die dem Testosteron entgegenwirken. Ich stellte weniger Stimmungsschwankungen fest und das Wichtigste nach all den Jahren: Die Monatsblutungen waren für immer vorbei.

Dieser Eingriff ist ebenfalls irreversibel, weshalb dafür ebenfalls Gutachten und Stellungnahmen der behandelnden Therapeuten und Ärzte notwendig sind.

47. Was ist ein Klitorispenoid (kurz: Klitpen) und was sind die Vor- und Nachteile?

Ein Klitpen, auch „die kleine Lösung" genannt, kann die Vorstufe zu einem großen Penoidaufbau sein oder aber auch eine alleinige Lösung bleiben. Sie wird auch Metaidoioplastik genannt. Viele Transmänner können durch eine länger andauernde Hormonbehandlung bereits eine Vergrößerung der Klitoris um einige Zentimeter (individuell unterschiedlich) feststellen. Es gilt, die hypertrophierte Klitoris operativ zu "virilisieren". Sie wird von den Haltebändern losgelöst, um sie nach oben zu mobilisieren. Durch die Verlängerung der Harnröhre aus den kleinen Schamlippen bis zur Klitorisspitze wird ein Klitorispenoid gebildet.

Mit dem Klitpen ist Urinieren im Stehen möglich. Geschlechtsverkehr ist damit mit viel Geschick auch möglich, da es bekanntlich ja nicht auf die Größe, sondern auf die Technik des „Trägers" beim Geschlechtsakt ankommt. Das Klitpen kann oftmals einen dicken Umfang aufweisen, was beim Geschlechtsverkehr häufig sehr geschätzt wird wegen der größeren Reibung beim Penetrieren. Eine interessante Alternative zum (im Vergleich) recht risikoreichen Penoidaufbau.

Neben mehreren weiteren Varianten ist eine Möglichkeit auch der Klitpen ohne Harnröhrenverlängerung, aber mit Beibehaltung der Vagina sowie konstruiertem Hodenaufbau. Die Harnröhrenöffnung bleibt in diesem Fall an weiblicher Stelle.

48. Wie funktioniert ein Penoidaufbau/ eine Penisrekonstruktion?

In diesem Fall ist das Ziel das Nachempfinden eines männlichen Gliedes. Der Aufbau ist der aufwendigste und sicherlich risikoreichste Eingriff im Rahmen einer FtM-Angleichung. Er wird nicht von allen Transmännern angestrebt und geht mit einem doch recht massiven Eingriff in den Körper an unterschiedlichen Stellen mit größerer Narbenbildung einher. Neben den Risiken während des Eingriffs können leider auch langwierige Beschwerden im Bereich der Nerven, der Empfindsamkeit und der Beweglichkeit einzelner Körperteile die Folge sein. Diese meist mehrfachen Eingriffe sollten gut überlegt sein.

Auch gibt es in Österreich derzeit leider nur wenig Chirurgen, die diese Operation anbieten.

Hier wird aus dem Unterarm oder dem Oberschenkel Gewebe entnommen und ein Neopenis aufgebaut. Aus Hautgewebe wird ebenfalls eine Neoharnröhre gebildet und das entnommene Gewebe darum herumgelegt oder -gerollt. Darum nennt

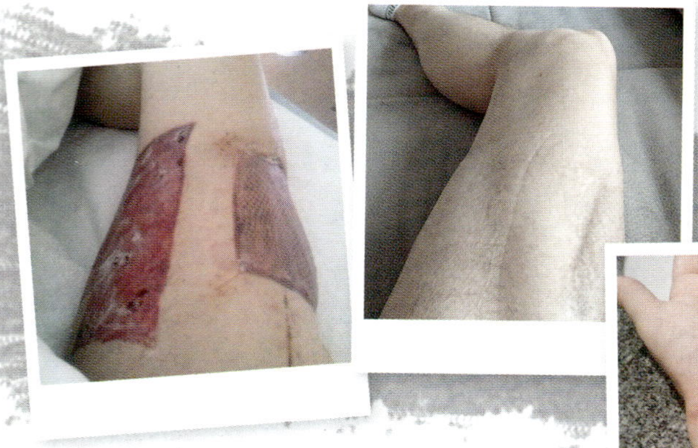

▲
Penoidaufbau aus dem Oberschenkel: 10 Tage nach der OP und heute

Neoharnröhrenbildung aus dem Unterarm: 1 Monat nach der OP und heute
▼

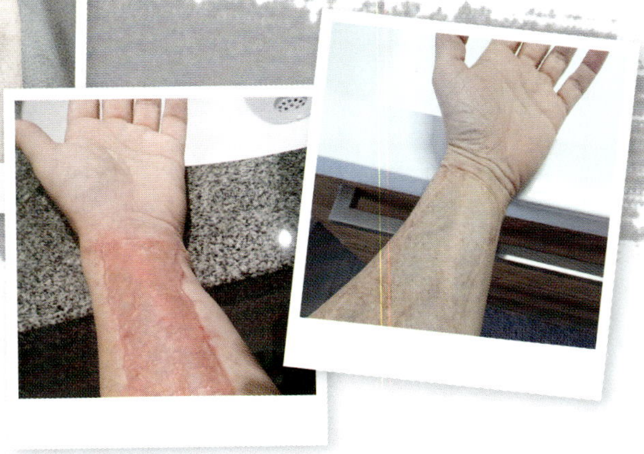

man die Technik auch „Tube in Tube"-Technik, da hier zwei Röhren ineinandergerollt werden. Dieses Neopenoid wird dann an die Stelle der vorbereiteten („geschälten") Klitoris gesetzt und angeschlossen. Diesen Vorgang bezeichnet man auch als Anastomosierung des Penoids an die Nerven und Gefäße.

Es kann mehrere Jahre dauern, bis die vollkommene Empfindsamkeit im Penoid durch wachsende Nerven hergestellt ist. Man kann als weitere Schritte auch eine Eichel oder Glansplastik, ebenso Hodenimplantate (in die großen Schamlippen) und eine Peniserektionspumpe für eine Versteifung beim Geschlechtsakt in mehreren Operationen durchführen lassen. Dies wird in den folgenden Fragen beschrieben.

49. Was erwartet mich bei einem Penoidaufbau/ einer Penisrekonstruktion?

Informationen zum Ablauf habe ich von diversen Quellen, unter anderem von Dr. Lubos Klinik München-Bogenhausen, Trans*-Vereinen wie Transgender Team Austria und Transmann Austria. Mein besonderer Dank geht an Dr. Georg Huemer in Oberösterreich.

Neben dem Aufbau aus dem Oberschenkel (ALT-Flap-Methode) gibt es die derzeit meist häufiger angewandte Radialis-Methode (Aufbau aus dem Unterarm). Die beiden Methoden werden nun genauer beschrieben.

ALT-Lappen (anterolateral thigh flap) vom vorderen, seitlichen Oberschenkel („Tube in Tube"-Technik)

Bei der Methode des Aufbaus aus dem Oberschenkel wird ein zuvor angezeichnetes Areal an der Außenseite des Oberschenkels (Penoidlappen = Alt-Flap) für den Neopenis präpariert bzw. an der Leiste oder am Unterarm für den Harnröhrenlappen. Der Oberschenkellappen wird gerollt und bildet die äußere Hülle des Neopenoids, der Leisten- oder Unterarmlappen wird ebenfalls in sich gerollt und in den äußeren Lappen „eingelegt"; er bildet so die Neoharnröhre. Durch die beiden ineinandergerollten Lappen nennt man diese Technik auch die „Tube in Tube"-Technik. Das neu aufgebaute Penoid wird mit den Adern und Nerven im Genitalbereich mikrochirurgisch anastomisiert. Da die Klitoris bei der sexuellen Stimulation eine wichtige Rolle spielt, wird diese in die Penoidbasis integriert.

Es erfolgt eine Spalthautentnahme, meist ebenfalls aus dem Oberschenkel. Die Spalthaut wird zur Deckung der Entnahmestelle benötigt.

Der Aufbau aus dem Oberschenkel ist weniger sichtbar und die Narben lassen sich besser verstecken. Aus eigener Erfahrung kann ich sagen, dass das Gewebe aus dem Oberschenkel dicker ist und die Penoide anfangs größer wirken, aber nach einer gewissen Zeit an Umfang und Größe verlieren (auch ohne Absaugung).

Sie sind in sich stabiler und Geschlechtsverkehr ist oftmals ohne eingesetzte Prothese möglich. Als Unterstützung kann man dickere Kondome oder sogenannte Sleeves (Überzieher aus Silikon) mit offener Spitze verwenden. Ein Gefühl im Penoid kommt erst mit der Zeit; sehr unterschiedlich, oftmals nach Monaten oder nach Jahren.

Die Operation selbst war bei mir nicht schmerzhaft, weil man im Genitalbereich nicht viel spürt, aber die Entnahmestellen und Komplikationen wie Harnwegsinfekte oder Blasenentzündungen durch wochenlange Katheterisierung können sehr schmerzhaft sein. Jeder hat eine andere Schmerzschwelle und einige empfinden die Aufbauoperation als sehr schmerzhaft. Ich persönlich habe durch Komplikationen wie Harnröhrennekrose, Urinstaus, Entzündungen durch Katheter usw. sowie darauffolgende wochenlange Spitalsaufenthalte eher schmerzhafte Erinnerungen an diese Zeit. Die Nekrose der Neoharnröhre konnte korrigiert werden und eine neue Harnröhre (Entnahmestelle Unterarm) konnte eingesetzt werden. Die volle Funktion dieser, ohne Fisteln und Stenosen, konnte ich durch vier weitere Operationen erst Jahre später genießen. Ich würde die OP trotz aller Schwierigkeiten und jahrelanger Korrekturen aber jederzeit wieder machen.

Freier Radialis-Lappen (= Unterarmlappen, „Tube in Tube"-Technik)

Das neue Penoid wird aus dem Lappen des Unterarms und der Neoharnröhre gerollt und im Schambereich implantiert. Nerven, Blutgefäße und die Harnröhre werden miteinander verbunden. Die Klitoris wird, von ihrer Hautschicht befreit, im Penoidansatz versenkt oder außen am Penoidansatz eingesetzt. Die durch die Entnahme des Lappens entstandene Wunde am Unterarm wird mit einem Transplantat aus Vollhaut vom Oberschenkel oder dem unteren Bauch gedeckt.

50. Welche weiteren Eingriffe bzw. Möglichkeiten gibt es noch?

Die Kolpektomie oder der Scheidenverschluss wird oftmals gemeinsam mit der Klitpen-Operation oder dem Penoidaufbau vorgenommen. Nach der Hysterektomie (Gebärmutterentfernung) bleibt ein Scheidenstumpf oder ein Scheidenblindsack im Inneren des Körpers. Die Scheidenhaut und der Blindsack werden bei dieser Operation entfernt und die Scheide verschlossen.

Als weitere Möglichkeiten sind eine Glansplastik (plastischer Aufbau einer Eichel), Hodenimplantate und die Penisprothese anzuführen.

Glansplastik/Eichelnachbildung: Bei der Nachbildung der Eichel wird eine spezielle Schnittführung an der Spitze des Neopenoids mit der Transplantation eines Hautstreifens kombiniert und eine Naht gesetzt.

Hodenprothese(n): ein oder zwei Hodenprothese(n) aus Silikon werden eingesetzt, eventuell wird der Hodensack auch rekonstruiert

Skrotumaufbau (Hodenaufbau): die großen Schamlippen werden zur Bildung eines Hodensacks zusammengeführt

Erektionsprothese: Da das Neopenoid nicht von selbst steif wird und keine Schwellkörper besitzt, braucht man zur Versteifung für den Geschlechtsverkehr eine Erektionsprothese. Die Prothesen können halbstarr (semiflexibel) oder hydraulisch sein. Beim hydraulischen System werden zwei Silikonschläuche im Penoid mit Flüssigkeit vollgepumpt, um so zu einer Erektion zu kommen. Das Ventil sitzt im Hodensack, das Reservoir im Bauchraum. Es gibt aber auch formbare Prothesen (halbstarre, biegsame Stäbe) ohne Reservoir und Pumpe.

Die Prothese sollte nach dem Eingriff circa sechs Wochen einheilen, bevor man sie „benutzt". Wie man sie benutzt, wird vom Arzt erklärt. Prothesen sind wie Hodenimplantate körperfremde Stoffe, weshalb man einen Implantatausweis mit sich führen muss. Man sollte aufmerksam hinsichtlich Entzündungen oder mechanischen Verletzungen sein.

51. Was muss man zur Vorsorge und Nachsorge bei Operationen beachten?

Das Thema Wundheilung und Wundmanagement nach Operationen ist sehr wichtig. Sie ist essenziell für das Ergebnis und die Schnelligkeit der Genesung.

Zuerst einmal muss man überlegen, um welche Operation es sich handelt. Die Brustentfernung setzt eine andere Vor- und Nachsorge voraus als eine Aufbau-OP.

Bei allen Operationen gilt jedoch: Man sucht sich einen Spezialisten auf diesem Gebiet, mit dem man ein ausführliches Informationsgespräch führt. Zusätzlich holt man sich Infos von Beratern und recherchiert Erfahrungsberichte von Gleichgesinnten.

In Österreich gibt es für jede Operation ausführende Chirurgen. Am besten sind alle Fragen detailliert beim Infogespräch vor der OP anzugehen:

- Was habe ich für eine eigene medizinische Vorgeschichte, die ich erwähnen muss?
- Wie wird die Operation durchgeführt? Wo werde ich Narben haben?
- Gibt es Fotos von bereits durchgeführten OPs?
- Wird mich der Eingriff bei meinen Aktivitäten wie Sport oder Karriere/Beruf einschränken?
- Was muss ich selbst beachten? Was ist zu viel, was ist zu wenig?
- Wie läuft es medizinisch im Krankenhaus ab?
- Welche Risiken gibt es? Welche Komplikationen kann es geben?
- Wie sieht die Nachsorge aus? Wie kann ich die Wundheilung unterstützen?
- Was wird für die Nachsorge besonders empfohlen, was besser nicht?

- Wie lange ist die Regenerationsphase und was muss ich beachten?
- Wie sehr belastet es mein nahes Umfeld? Wie kann ich den Partner und die Familie darauf vorbereiten?
- Wie kläre ich das mit meinem Arbeitsumfeld? Wie lange falle ich aus?

Ich finde, dass die physische und vor allem mentale Vorbereitung vor jedem Eingriff am wichtigsten ist. Man muss positiv eingestellt, aber auch realistisch sein!

Jede Operation setzt einen Prozess in Gang, der emotional und physisch nicht mit der Entlassung aus dem Krankenhaus endet. Hier beginnt dann das vorab lang ersehnte neue Leben mit dem angeglichenen Körper. Und dies kann viele Emotionen auslösen. Es ist ein irreversibler Eingriff und so groß der Wunsch nach einer Operation auch ist, umso „einschneidender" kann das Danach sein. Man muss sich mit der neuen körperlichen Situation, mit dem Umfeld, aber auch mit seinem Inneren, der Psyche, auseinandersetzen.

Therapeutische Begleitung und psychische Unterstützung sind zu diesen Zeitpunkten wichtig und sollten nicht vernachlässigt werden. Das Bewusstsein, dass dies ein großer körperlicher, aber auch emotionaler Eingriff ist, sollte immer wieder in den Vordergrund treten.

Die nun neue Situation für Familie, Partnerschaft und im Job sollte besprochen werden.

Es ändert sich vieles. Nicht alles, aber einiges drastisch. Die Freude auf das „Danach" überwiegt natürlich und jede OP ist auch für mich immer wie ein zweiter Geburtstag gewesen. Man nimmt alles in Kauf und macht sich vieles bewusst. Und trotzdem schmeißt es einen danach oft in ein tiefes Loch, weil es eben nicht so glatt läuft wie gehofft. Selbst das größte Glück kann durch Komplikationen, Schmerzen, Hoffnungslosigkeit und langwierige Nachoperationen schon mal schwinden.

Ich habe meine Fragen vor den Operationen mit dem Arzt besprochen. Das nimmt Angst und Nervosität. Wenn man so viele eventuell eintretenden Szenarien wie möglich „durchspielt", dann wird man von möglichen unschönen Ergebnissen oder nicht geplanten Situationen nicht so überrascht.

Weiters sollte man alle Unterlagen und Bewilligungen immer dabeihaben, damit die OP auch wie geplant durchgeführt und die Kosten von den Krankenkassen übernommen werden können. Man kann auch vorab schon klären, wie der Transport nach Hause erfolgen kann, ob Kosten übernommen werden und wie der längere Ausfall nach einer Operation mit dem Hausarzt geregelt wird. Man kann einige Wege dann schwer selbst erledigen und braucht Hilfe.

Vor der OP sollten die Kontaktaufnahme mit einem Wundmanager und die benötigten Verbandsmittel für danach bedacht werden. Hier können Transorganisationen und bereits operierte Transmänner helfen.

Eine Empfehlung lautet, Testosteron vor der Operation (mindestens vier Wochen) nicht zu spritzen oder zu cremen. Die Wundheilung wird negativ von Testosteron beeinflusst und es könnte vermehrt zu Hämatombildungen und Wundheilungsstörungen kommen.

Ein guter Tipp heißt Faktor 13 (Fibrinstabilisierender Faktor): Wenn man einen Mangel des Gerinnungsfaktors 13 hat, kann es nach Operationen zu Nachblutungen sowie zu Wundheilungsstörungen kommen. Deshalb lässt man vor der Operation besser ein Blutbild machen.

Somit wäre es am besten, vor der OP folgende Punkte vorzubereiten:

- Fragen formulieren
- körperliche Probleme und/oder Psyche hinterfragen
- psychische/mentale Vorbereitung
- berufliche Situation regeln
- keine Testosterongabe (4 Wochen Pause empfohlen)
- OP-Bewilligung (alle Unterlagen parat haben)
- Blutwerte testen (Faktor 13)
- keine Blutverdünner nehmen
- mit dem Rauchen aufhören – dies ist seitens einiger Ärzte mittlerweile sogar Voraussetzung vor der OP!
- kein Alkohol in den Tagen vor der OP

- abnehmen, wenn das Gewicht zu hoch ist
- Regeneration im Anschluss organisieren

Eine weitere wichtige Überlegung ist, was man alles im Krankenhaus benötigt. Das sind von banalen Dingen wie Bekleidung (Unterwäsche) auch das Handykabel mit Verlängerung bis hin zu Feuchttüchern oder genügend Geld für die Kaffeeautomaten. Der Aufbau verlangt eine möglichst weite Kleidung und viele Dinge in Griffnähe, wenn man tagelang nicht aufstehen darf/soll. Nach einer Brustentfernung soll man sich nicht nach Dingen strecken und Kleidung nicht über den Kopf anziehen. Darum sind Westen besser als beispielsweise Pullover. Eine ausführliche Liste, was man alles braucht, stellt man sich am besten mit Hilfe von anderen Transmännern und unter Betrachtung der eigenen Gewohnheiten zusammen. Manchmal werden auch bestimmte Blutwerte (Keimbelastung) benötigt.

Neben einer guten körperlichen Verfassung ist eine positive Einstellung das Allerwichtigste. Man muss sich möglicherweise auftretender Komplikationen immer bewusst sein. Darum ist es umso wichtiger, einen realistischen und klaren Blick auf die Dinge zu haben, die da kommen. Denn es trifft jeden anders mit seinen Regenerationsphasen und der Wundheilung. Stay positive! Operationen wie die Brustentfernung, die Entfernung der inneren Geschlechtsorgane oder Aufbauoperationen sind oftmals erst der Anfang einer Reihe von weiteren OPs. Dies sollte einem bewusst sein.

52. Was ist wichtig in der Nachsorge von Operationen?

Die medizinische Nachsorge möchte ich euch besonders ans Herz legen.

Unglaublich wertvoll und unverzichtbar ist die individuelle Betreuung durch einen Wundmanager, der den Wundheilungsprozess mit seinem Wissen und seiner Erfahrung begleitet und dabei auf den jeweiligen Körper eingehen kann. Die Tiefe dieses Wissens kann von Ambulanzen oftmals nicht zur Verfügung gestellt werden. Ein Chirurg ist der Fachmann auf seinem Gebiet – er weiß, was er tut. Aber für das Danach gibt es wieder andere Fachpersonen, die uns und den Heilungsprozess unterstützen. Hier sind sehr individuelle Vorgehensweisen entscheidend, die nicht verallgemeinert zusammengefasst werden können.

53. Wann ist MANN fertig?

Ein Fertigsein im allgemeinen Sinn gibt es nicht. Für jeden transidenten Menschen ist sein Weg an unterschiedlichen Zeitpunkten oder in unterschiedlichen Stadien beendet. Alles darf, alles ist gut, nichts muss.

Man kann zum Beispiel mit einer Therapie, einer Namenänderung, einer OP fertig sein. Schluss ist für jeden ein anderer Schluss. Und welcher Mensch ist schon fertig auf seinem Lebensweg? Wir entwickeln uns ständig. Der Weg zu sich kann und sollte aus meiner Sicht niemals enden. Was man aber an dieser Stelle sagen kann, ist, dass es bestimmte Stadien gibt, die man am Weg zu sich selbst durchläuft. Wenn diese abgeschlossen sind, dann ist man für sich „fertig“. Oder besser gesagt: ANGEKOMMEN – bei sich. In sich ruhend, glücklich und zufrieden. Als der Mensch, der man sein möchte. So wie ich. Als Mann, aber noch mehr als Mensch. Die Identitätsfindung und meine Identität zu leben, das war mein Ziel.

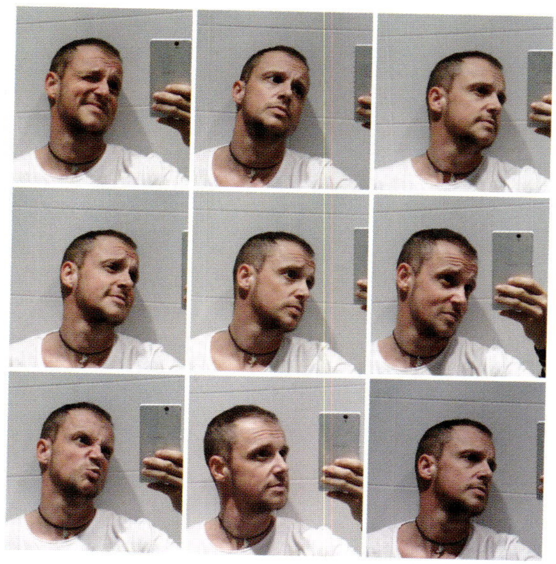

Der Weg zu sich dauert ein ganzes Leben.

54. Wie weit sind Erwartungshaltung und Realität voneinander entfernt?

Namen geändert oder Operation hinter sich gebracht: Für viele tritt danach die erwartete und erhoffte Befreiung ein. Es kommt aber auch auf den Schritt an, den man gerade gemacht hat. Vorstellung und Realität unterscheiden sich oft gewaltig. Viele denken häufig, sie gehen ins Krankenhaus und kommen dann einfach nach ein paar Tagen wieder raus – und alles ist erledigt. Alles ist neu und besser und das alte Leben existiert nicht mehr. Dass man vielleicht öfter operiert werden muss, dass es eine psychische Durststrecke geben kann, dass man am Boden sein kann – damit rechnen viele nicht. Körperlich und seelisch ist das eine große Belastung. Ich rate den Menschen immer, trotz abgeschlossener Angleichung in der Therapie zu bleiben. Man muss mit jemandem darüber reden und man kann nicht alles dem Partner oder den Freunden aufbürden.

Einigen geht es nach körperlichen Eingriffen natürlich auch eine Zeit lang schlechter. Bei mir war dies nach der Aufbauoperation so. Ich hatte Schmerzen und es war körperlich wie psychisch extrem anstrengend. Ohne ärztliche und familiäre Hilfe hätte ich dies nicht so unbeschadet überstanden, da es bei mir zahlreiche Komplikationen gab. Ich scheue mich auch nicht, darüber zu sprechen. Alles „schönreden" vor mir selber oder anderen wäre eine große Lüge. Oftmals habe ich gehört: „Sag das nicht den anderen, du machst ihnen Angst." Aber der größte Fehler wäre für mich, nicht bei der Wahrheit zu bleiben. Das fordern die Menschen ja auch von mir in der Beratung und ich bin es mir und ihnen schuldig, es so realistisch und so ungeschönt wie möglich zu erzählen. Auch wenn man damit Schwächen und Niederlagen preisgibt. Es macht einen angreifbar, aber gleichzeitig auch vertrauenswürdig und authentisch.

Viele leben nach der Transition zurückgezogen und nicht so öffentlich wie einige von uns. Viele verneinen aber auch ihre Vergangenheit. Sie vernichten Erinnerungen, entwurzeln sich, ziehen weg und beginnen ein neues Leben, weil es zu sehr schmerzt. Ich urteile nicht, noch heiße ich einen Weg gut und den anderen schlecht.

Für mich persönlich wäre ein Leben ohne meine Wurzeln undenkbar. Und man darf nicht vergessen, dass, wenn man seine Vergangenheit hinter sich lässt, die Ängste oder Probleme nicht weg sind. Sie begleiten einen, egal, ob man im Identitätsgeschlecht angekommen ist oder nicht.

55. Wie wirkt sich die Entnahme der inneren Organe auf transidente Männer aus?

Stimmungstechnisch ging es bergauf und körperlich hat sich bei mir persönlich mehr getan als vor der Entnahme, wie zum Beispiel ein schnellerer und stärkerer Bartwuchs und kantigere Gesichtszüge. Das Testosteron kann besser „greifen", weil der Gegenspieler Estradiol durch die Entfernung der Gebärmutter und Eierstöcke fast vollständig ausfällt und so Testosteron die Führung übernehmen kann.

56. Bekommen Transmänner die Periode?

Natürlich bekommen auch Transmänner die Periode, bevor sie operiert sind. Es ist für viele Transmänner ein schreckliches Thema und wird gemieden wie die Pest. Trotz der Zufuhr von Testosteron kann es anfangs noch zu Blutungen kommen, aber dafür bekommt man Estrogenblocker, wenn man möchte. Dies ist der erste Schritt der Hormontherapie für viele. Bei den meisten setzt die Monatsblutung mit Beginn der Testosteroneinnahme nach zwei bis sechs Monaten bereits aus – für fast alle Transmänner ein unglaublich befreiendes Gefühl.

Ich persönlich konnte mich nie damit abfinden, als Mann die Periode zu haben, und wollte auch die Hygieneartikel für Frauen nie kaufen. Ich habe mich so auf den Tag gefreut, an dem ich diese Produkte nicht mehr brauchen würde und endlich im Geschäft zu Kondomen zur eigenen Verwendung greifen könnte!

Es gibt eine große Vielfalt auf dieser Welt und darum gibt es auch menstruierende Männer. Jeder Transmann entscheidet selbst, wie er mit der Regelblutung umgeht: Mit Blocker oder ohne, mit OP oder nicht.

Ich möchte an dieser Stelle nochmals einen Gedanken festhalten (es geht in diesem Buch ja um Hormone, also passt wahrscheinlich eine der wichtigsten Ansichten zum Thema Vielfalt hier sehr gut): Es gibt Männer mit Gebärmutter und Frauen mit Hoden. Das Sein und die Seele hängen nicht von Keimdrüsen oder Schubladen ab.

57. Warum habe ich nach der Entfernung der weiblichen Keimdrüsen noch weibliche Hormone in mir?

Weil auch andere Organe Hormone produzieren können (auch in geringerer Menge). Denn es ist wichtig, dass ein Mann auch weibliche Hormone hat. Es geht nicht nur um die geschlechtsprägenden Stoffe, sondern zum Beispiel auch um Progesteron.

In geringen Mengen wird Estradiol auch in der Nebennierenrinde und in den Hoden produziert, ebenfalls im Gehirn und in den Arterien. Also liebe Transmänner, keine Angst vor ein bisschen Estradiol und Estriol. Nach Entfernung der weiblichen Keimdrüsen wird es zu keinem Überschuss mehr an diesen Hormonen kommen; außer ihr wandelt euer Testosteron zu stark in Estradiol um, aber da gibt es Abhilfe aus der Natur (siehe Frage 78).

58. Braucht mein Körper nach der Entfernung der Keimdrüsen Hormone?

Die Keimdrüsen (Hoden, Eierstöcke) werden nicht gebraucht, um überleben zu können, aber das Wohlbefinden kann davon abhängen. Es ist individuell und es kommt auf die persönliche Toleranzgrenze an. Wenn viele Hitzewallungen pro Tag okay sind, dann ist es kein Problem, wenn zu wenig Sexualhormone produziert werden. Um ein psychisches und physisches Wohlbefinden aufrechtzuerhalten, ist es aber in den meisten Fällen unumgänglich, Hormone oder zumindest Phytohormone zuzuführen. Da diese auch eine Schutzfunktion haben, wäre es also besser, Hormone zu nehmen.

Die 5-alpha-Reduktase führt zu DHT und wenn der DHT-Wert zu hoch ist, kann dies unter Umständen Krebs verursachen. Darum: Muss ich diese zu mir nehmen? Ja, in bestimmten Situationen schon. Bei Transidentität kann/muss bei Transmännern ein ganzes Leben lang das Sexualhormon Testosteron und bei Transfrauen Estradiol in Intervallen verabreicht werden. Letzteres kann als Spritze, Creme, Gel oder Pflaster erfolgen. Liegt ein anderer Grund als Transsexualität vor, zum Beispiel eine Gebärmutter- und/oder Eierstockentfernung aufgrund von Krebs, muss man dies nicht unbedingt verabreichen, da es andere Organe gibt, die die Funktion der Hormonproduktion übernehmen können. Hierzu muss man also in jedem Fall einen Hormonspezialisten konsultieren, um Hormongaben abzuklären.

59. Brauche ich dann mein Leben lang Hormone – und welche?

Ja, denn der Körper kann diese nicht in ausreichender Menge selber herstellen. Oder sagen wir so: Ich brauche jedenfalls ein Leben lang gegengeschlechtliche Sexualhormone, wenn ich mein männliches Erscheinungsbild und meine Veränderung beibehalten möchte. Für mich als transidenten Mann ist Testosteron mein Hormon. Und so komplex das Thema Hormone auch ist, so einfach ist die Erkenntnis: Mehr Testosteron als Estrogene oder Estradiol im Körper macht mich zum Mann. Äußerlich, körperlich, aber auch im Kopf. Hormone verändern mein Denken und mein Fühlen. Ich handelte, dachte und fühlte früher anders und konnte mir nie vorstellen, wie es ist, mit Testosteron und weniger Angst- und Schuldgefühlen aktiv durchs Leben zu gehen. Wie es ist, wenn Männer und Frauen aneinander vorbeireden, weil sie in bestimmten Situationen einfach anders ticken. Natürlich ist in unserer Gesellschaft vieles durch Erziehung und Bildung entstanden, aber ein Großteil unseres Wesens ist pure Emotion und wird rein über unsere Hormone gesteuert.

60. Was passiert, wenn man die zugeführten Hormone bei Transidentität wieder weglässt?

Das ist sehr individuell und hat damit zu tun, wann man wieder damit aufhört: vor der Entfernung der inneren Geschlechtsorgane/Keimdrüsen oder danach? Außerdem kommt es auf den Lifestyle und die persönliche Toleranzgrenze an: Wenn ich mit der Substitution aufhöre und nach der Operation möglicherweise 20 Hitzewallungen pro Tag aushalten kann, dann muss ich nichts nehmen. Und man sollte wissen, dass die Angleichung in die gewünschte Richtung nicht wie gewollt verlaufen wird, wenn ich mit der Hormonzufuhr aufhöre.

Ganz weglassen sollte man die Hormone in bestimmten Situationen aber nicht, wie etwa nach der Operation/Entfernung der Keimdrüsen bei transidenten Personen, da sie auch eine Schutzfunktion haben. Drei bis vier Wochen sind allerdings nicht schlimm; Hormone haben eine bestimmte Halbwertszeit, die je nach Präparat variiert. Wenn man bioidentes Testosteron bekommen hat, dann wird die körpereigene Produktion unterstützt und der Hormonspiegel angehoben. Bei einem synthetischen Hormon wird die körpereigene Produktion unterdrückt und durch das zugeführte Hormon ersetzt.

Testosteron hat je nach Form eine Halbwertszeit von 1 bis 20 Tagen und ist über diesen Zeitraum sehr wirksam. Nach dieser Zeit bzw. wenn die Testosteronspiegel zu sinken beginnen, bemerkt man erste Veränderungen, zunächst stimmungstechnische und dann nach längerer Zeit auch körperliche.

61. Was ist eine Testosteronresistenz?

Mit „Resistenz" meint man allgemein die Unfähigkeit eines – in unserem Fall – Hormons, in die Zelle zu gelangen und dort aktiv zu werden. Dafür kann es verschiedene Gründe geben, zum Beispiel genetische oder krankheitsbedingte Ursachen. Wenn gesättigte Fettsäuren die Flüssigkeit zwischen den Zellen „verdicken“, haben es Hormone wie Testosteron schwerer, überhaupt in die Zelle zu gelangen. Sind zu viele gesättigte Fettsäuren im Essen, kann Testosteron schlechter wirken, und die Vermännlichung kann unerwünscht langsam verlaufen. Manchmal kann man also selbst einiges zur Verbesserung dieses Zustandes beitragen, indem man auf eine gesunde Ernährung achtet, die eher auf ungesättigte Fettsäuren zurückgreift. Diese sind vor allem in pflanzlichen, ungehärteten Fetten (zum Beispiel Olivenöl) und in Fisch enthalten. Ebenso durch falsche Ernährung wird Adenosinmonophosphat (AMP), ein ebenfalls an der Übermittlung des Testosteronsignals beteiligter Botenstoff, gestört, wodurch Testosteron nicht so gut wirken kann.

62. Welche Testosteronwerte sollte man überprüfen?

Es gibt Richtwerte, aber eigentlich hängt es von der Transitionsphase ab, in der man sich befindet. Wann man eine neue Testosteronzufuhr braucht, ist individuell verschieden und man muss lernen, auf sein Gefühl zu achten. Eine enge Zusammenarbeit mit Endokrinologen und Hormonspezialisten ist empfohlen.

Mein persönlicher Wohlfühl-Testosteronwert liegt bei einem Wert von ca. 7 nmol/l (gemessen im Blut). Das ist aber bei jedem individuell. Es ist wichtig, das freie Testosteron anzuschauen, weil dieses im Körper verfügbar ist. Also am besten Testosteron (gebunden) und freies Testosteron regelmäßig vor der Hormongabe auswerten.

Der **Gesamttestosteronwert** ist die Summe von gebundenem und von freiem Testosteron. Das **freie Testosteron** ist nicht an Eiweiße wie SHBG (Sexualhormonbindendes Globulin) gebunden und kann an den Zielzellen wirksam werden, wohingegen das Gesamttestosteron versucht, den körpereigenen Hormonspiegel stabil zu halten. Für Transmänner spielt insbesondere das freie Testosteron eine Rolle (wobei Übergewichtige und leberkranke Personen auch auf den Gesamttestosteronspiegel achten müssen).

Die Aussage, die wir immer wieder zu hören bekommen „Mit dem Gesamttestosteronwert von XY ng/ml liegen Sie im Normalbereich!" ist falsch und muss nicht, aber kann gefährlich werden: Der Spiegel von freiem Testosteron kann trotz eines ausreichenden Gesamttestosteronspiegels unter- oder oberhalb des Normbereichs liegen und eine Unter- oder Überdosierung unerkannt bleiben! Das liegt auch daran, dass es individuelle Unterschiede in der Anzahl und der Affinität der Rezeptoren gibt, die jede und jeder von uns hat. Es kann zum Beispiel ein sehr hoher SHBG-Spiegel vorliegen, was dann dazu führt, dass sehr viel mehr Testosteron gebunden wird und nicht biologisch aktiv sein kann. Das heißt aber auch, dass ein 80 Kilogramm schwerer Transmann unter Umständen weniger Testosteron braucht als ein 45 Kilogramm schwerer Transmann, wenn Ersterer einen niedrigen und der Letztere einen hohen SHBG-Wert hat.

Es gibt auch noch den **freien Androgen-Index**: Das ist ein errechneter Wert unter Einbeziehung von Gesamttestosteron, freiem Testosteron und SHBG und auch dieser ist aussagekräftig. Die **LH-** und **FSH-Werte** sind hier ebenfalls sehr hilfreich, weil ebenso sehr aussagekräftig, sagen sie doch normalerweise dem Körper „Produziere mehr Hormone." oder „Produziere weniger Hormone."

63. Was ist der Unterschied zwischen einem freien und einem gebundenen Hormon und wie bestimmt man sie?

Steroidhormone liegen im Blut zu über 90 Prozent in gebundener Form vor und stellen eine Art Reservoir dar. Weniger als 10 Prozent der Hormone liegen in freier Form vor, die die tatsächliche Hormonaktivität widerspiegeln. Deshalb ist es wichtig, die freien, ungebundenen Hormone zu bestimmen, was im Blut gut möglich ist bei Schilddrüsenhormonen, bei DHEA und bei Testosteron. Für alle anderen Hormone ist ein Speicheltest die bessere Wahl.

Für Transmänner ist es wichtig, den freien Testosteronwert zu kennen, da man hier die individuelle Dosierung bei Substitution besser einstellen kann. Wenn schon nicht die transidente Person selbst, so sollte auf jeden Fall der behandelnde Arzt die Wichtigkeit des Unterschieds kennen und wünschenswerterweise den Transmann auf seinen Idealwert einstellen.

64. Was beeinflusst den Testosteronspiegel?

Es gibt mehrere Faktoren, die den Hormonspiegel negativ beeinflussen, wie Übergewicht, Stress, Alkohol, Drogen oder Medikamente. Auch etliche Erkrankungen, so zum Beispiel Infektionskrankheiten, Leber- und Nierenerkrankungen oder Arteriosklerose haben Auswirkungen auf den Hormonwert. Vorsicht ist vor allem bei Diabetes geboten. Deshalb sind regelmäßige Kontrollen bestimmter Hormonwerte und aussagekräftige Labortests sehr, sehr wichtig!

65. Was sind Referenzwerte?

Laborwerte sollten immer zusammen mit den Referenzwerten angeschaut werden. Letztere sind Normbereiche, die beispielsweise über oder hinter euren gemessenen Werten in Klammern stehen. Diese variieren je nach Labor. Es ist nämlich so, dass jedes Labor unter Umständen andere Ingredienzien für seine Messungen benutzt und daher die festgesetzten Normalbereiche unterschiedlich sein können.

Die Ergebnisse sollten immer in Anbetracht von Alter, Tageszeit der Messung und vor allem nicht nur auf einen einzigen Wert beschränkt gesehen werden. Ein Mangel ist nicht bei jedem Transmann ein Mangel.

Es kommt auch darauf an, wann getestet wird. So sollte man nach dem Spritzen von Testosteron ein paar Tage verstreichen lassen, bevor man seine Werte misst. Oder den Zeitpunkt der Hormongabe (Spritze oder Gel) bei der Interpretation der Werte berücksichtigen.

Die Uhrzeit des Tests spielt insofern eine wichtige Rolle, als man Testosteron nach Möglichkeit immer zur gleichen Uhrzeit messen sollte, um die Werte vergleichen zu können. Und beim selben Labor, da diese wie oben erwähnt oft unterschiedliche Referenzwerte haben.

Beispiel für Referenzwerte eines Labors:

Testosteron	8–28 nmol/l (alte Einheiten: 2,7–10,7 mg/l)
SHBG	22–60 nmol/l
Freier androgener Index	15–58 (Quotient Testosteron/SHBG)
freies Testosteron	14–31 pg/ml
Estradiol	16–33 pg/ml
FSH	1,0–12,7 mIU/l
LH	1,4–9,2 mIU/l
Prolactin	3–14 µg/ml
DHEAS	100–360 µg/dl
Cortisol	3,7–19,4 µg/dl

Beispiele eines persönlichen Blutbildes:

2016 (5 Jahre mit Testosteronzufuhr)

Gesamttestosteron	6,340 ng/ml
DHEAS	328,2 µg/dl (Referenzbereich: 89,0–427,0)
TSH	0,63 mU/l (Referenzbereich: 0,30–4,00)
Estradiol	47,4 pg/ml
Progesteron	0,91 ng/ml (Referenzbereich: 0,20–1,40)
Prolactin	12,68 ng/ml (Referenzbereich: 4,60–21,40)

2020 (9 Jahre mit Testosteronzufuhr)

Gesamttestosteron	6,880 ng/ml (Referenzbereich: 2,490–8,360)
Bioverfügbares Testosteron	4,280 ng/ml (Referenzbereich: 1,260–4,110)
SHBG	23,26 nmol/l (Referenzbereich: 16,00–60,00)
Estradiol	33,3 pg/ml (Referenzbereich: 27,1–52,2)
Progesteron	0,06 ng/ml (Referenzbereich: 0,05–0,15)
FSH	4,02 mU/ml (Referenzbereich: 1,50–12,40)
LH	1,6 mU/ml (Referenzbereich: 1,7–8,6)
Prolactin	8,76 ng/ml (Referenzbereich: 4,60–21,40)

Hormone – Anwendung

66. Was ist eine Hormonersatztherapie (HET)?

Eine Hormonersatztherapie ist die medizinische Verwendung von Hormonen bei Erkrankungen bzw. Beschwerden, denen ein eindeutiger relativer oder absoluter Mangel an Hormonen zugrunde liegt. Das klassische Beispiel für den Einsatz einer HET sind die Wechseljahre der Frau. Der Begriff wird im medizinischen Sprachgebrauch auch für die Hormonzufuhr bei der Geschlechtsangleichung von Transpersonen verwendet. Im eigentlichen Sinn handelt es sich hierbei aber nicht um eine Hormon"ersatz"therapie, sondern lediglich um eine Hormontherapie.

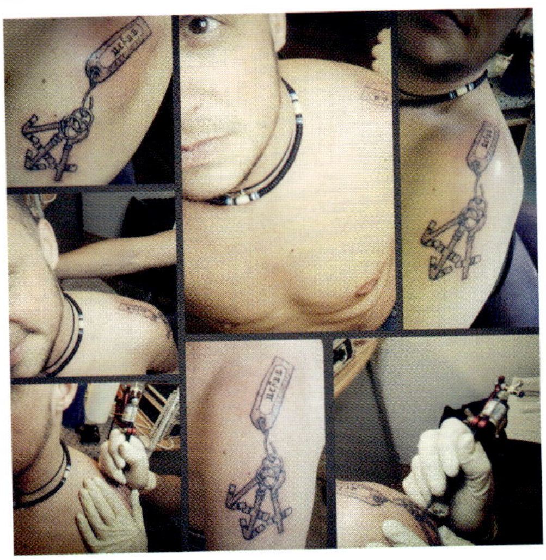

Ein Tattoo als Erinnerung:
Erster Testoshot im Februar 2011

Bei transidenten Personen verwendet man diesen Ausdruck für die Verabreichung der gegengeschlechtlichen Hormone. Transidente Männer streben eine Virilisierung an, also eine Vermännlichung. Diese gelingt durch die Verabreichung von Androgenen, in unserem Fall Testosteron, in verschiedenen Darreichungsformen. Die Hormonverabreichung muss ärztlich kontrolliert werden und die Hormone werden ein Leben lang angewendet, wenn der Betroffene das möchte. Es werden weiters Hormonblocker verabreicht, um die eigenen Sexualhormone zu unterdrücken.

Die gegengeschlechtliche Hormontherapie ist für viele Transpersonen ein sehnsüchtig erwarteter Moment und der Startschuss in ein neues Leben; der Beginn im Angleichungsprozess. Für mich persönlich war es ein immens wichtiger Meilenstein für den Start in mein richtiges Leben. Ich habe ihn wie andere wichtige Momente in meinem Leben als Tattoo am Körper verewigt. Danach erfolgen oftmals chirurgische Eingriffe. Diese können in speziellen Fällen auch ohne vorherige Hormonbehandlung erfolgen.

Die Kosten für eine Hormon(ersatz)therapie übernehmen in Österreich bei Vorliegen der Diagnose und der benötigten Stellungnahmen und Gutachten die Krankenkassen bzw. Sozialversicherungsträger (siehe auch Fragen 122 und 123).

67. Was sind Voraussetzungen für eine Hormonersatztherapie (HET)?

Voraussetzung einer HET bei transidenten Personen sind die Diagnose F64.0 (Transsexualismus) des ICD 10, verschiedene Gutachten und Stellungnahmen der begleitenden Therapeuten, Psychiater und Psychologen (Stand: Jänner 2022).

Vor Start der Therapie sollte ein umfassendes Screening/ein Gesundheitscheck durch einen Endokrinologen erfolgen, welcher den Angleichungsprozess durch die HET auch im Anschluss begleiten sollte. Die Vorabkontrolle ist wichtig, um bei der Behandlung eventuelle Probleme ausschließen oder berücksichtigen zu können und um später Vergleichswerte zu haben.

Untersucht werden in der Regel zumindest Herz, Leber (LDH, GOT, GPD, Gamma-GT), Niere (Kreatinin und Harnstoff) und Hypophyse (LH und FSH), weiters werden die Cholesterinwerte angeschaut und ein kleines Blutbild gemacht (Leukozyten, Erythrozyten, Thrombozyten, Hämoglobin, Hämatokrit). Es ist auch kein Fehler, die Knochendichte vorher bestimmen zu lassen, wie es bei mir damals vor dem Hormonstart auch gemacht wurde. Damit hat man später einen Vergleich.

Manchmal gibt es **Kontraindikationen** für eine Hormonbehandlung. Diese treten selten auf, aber doch. Eine Behandlung wird dadurch schwierig oder manchmal sogar unmöglich, zumindest vorübergehend. Dazu gehören:

- eine ausgeprägte Fettstoffwechselstörung.
- starkes Übergewicht.
- eine große Anzahl an roten Blutkörperchen bereits vor Start der Behandlung. In diesem Fall sollte nicht mit der Testosterongabe begonnen werden, da dadurch die Anzahl der Erythrozyten weiter steigt und damit die Thrombosegefahr.
- Schilddrüsenerkrankungen. Wenn es bekannte Probleme gibt, muss bedacht werden, dass Testosteron auch auf die Schilddrüsenwerte einwirkt.
- ein zu hoher natürlicher Testosteronspiegel vor Beginn der Testosteronbehandlung. Dieser kann viele Ursachen haben (niedriger SHBG-Spiegel, Intergeschlechtlichkeit, Nebennierentumor). In diesem Fall muss man unbedingt mit dem behandelnden Endokrinologen darüber sprechen.

68. Was macht das zugeführte Testosteron im Körper?

Das von außen zugeführte Testosteron ist fettlöslich und kann deshalb per Diffusion in alle Körperzellen eindringen. Es dockt an das SHBG (= Sexualhormonbindendes Globulin) an und gelangt so zu den Zielorganen. Durch das SHBG wird das Testosteron an die Androgenrezeptoren im Skelett, an den Muskeln, in der Haut, in den Haaren, im Kehlkopf, im Genitalapparat, im Knochenmark usw. herangetragen. Testosteron ist gewebeaufbauend, wirkt bei der Blutbildung mit und hat eine anabole, muskelaufbauende Wirkung.

Von außen zugeführtes Testosteron kann bei biologischen Männern mit Testosteronunterproduktion die Knochenmasse erhöhen und auch bei Frauen mit Osteoporose.

Außerdem wirkt es im Gehirn, wo bestimmte Verhaltensweisen und Stimmungen durch Testosteron beeinflusst werden.

69. Wie erfolgt die Hormontherapie bei Transpersonen?

Hormone gibt es in unterschiedlichsten Darreichungsformen, wie zum Beispiel Liposomalgel, Creme, Kapseln, Lozenges (Lutschtabletten) und Zäpfchen. Die Einnahme bzw. Zufuhr kann oral, vaginal, rektal, sublingual, transdermal oder intramuskulär erfolgen. Ein besonders für Transfrauen interessanter Faktor ist, dass transdermal zugeführte Estrogene, die allein oder zusammen mit oral verabreichtem Progesteron angewendet werden, sicherer sind als oral zugeführte Estrogene.

In Österreich gibt es für Transmänner aktuell zwei gängige Darreichungsformen, die von Medizinern angewandt werden: Testosteron kann als intramuskuläre Depotinjektion oder als Creme/Gel über die Haut verabreicht werden. Die Injektion ist nach den Gelen die am meisten verbreitete Methode der Hormonzufuhr bei Transmännern.

Die auch von mir verwendete Depotspritze ist eine sogenannte Dreimonatsspritze und wird bei Testosteronmangelzuständen eingesetzt. Sie enthält 1.000 mg Testosteronundecanoat in 4 ml öliger Injektionslösung. Nach der Injektion, die meist in den Gesäßmuskel erfolgt, wird das Hormon kontinuierlich freigesetzt. Der freie Testosteronanteil ist biologisch wirksam. Laut Hersteller ist der Wirkstoff Testosteronundecanoat ein synthetisch hergestellter Ester des natürlich vorkommenden Testosterons, an das im Herstellungsprozess eine Seitenkette angehängt wird (Undecanoat), durch die es langsamer vom Körper aufgenommen wird. Die aktive Form Testosteron, die bioident, also strukturell und funktionell identisch mit den vom menschlichen Körper hergestellten Hormonen ist, entsteht nach Resorption und Abspaltung der Seitenkette, so erklärt es die Pharmafirma in der Fachinformation des von mir verwendeten Produkts.

Der First-Pass-Effekt (nämlich dass Medikamente im Körper als erstes die Leber erreichen) wird durch die Verabreichung als Injektion umgangen. Bereits einen Tag nach Verabreichung kann ein Anstieg der Testosteron-Serumspiegel über die Basalwerte gemessen werden.

Testosterongele oder auch testosteronhaltige Cremes, die in der Apotheke nach Vorgabe des behandelnden Endokrinologen speziell gemischt werden, werden täglich auf die Haut appliziert (aufgetragen). (Bitte nicht im Genitalbereich auftragen!) Händisch aufgetragene Testosteronpräparate sind bis zur vollständigen Aufnahme über die Haut übertragbar, zum Beispiel über die Hände. Es sollte aber nicht sofort nach Anwendung geduscht werden, um das Präparat länger über die Haut einwirken zu lassen.

70. Was sind die Vor- und Nachteile von Hormonspritzen oder Gelen und Cremes?

Bei der Dreimonatsspritze wird der Testosteronspiegel durch die Depotwirkung über ca. zwölf Wochen stabil gehalten. Die häufigsten Nebenwirkungen der Verabreichung sind Akne und Schmerzen an der Einstichstelle oder auch ziehende Schmerzen bis ins Bein. Ich bekomme die Spritze seit zehn Jahren und hatte noch nie spürbare Probleme. Meist bemerke ich gar nicht, dass ich sie bekommen habe. Die erste Injektion erhält man oft im Liegen, sehr behutsam sogar mit Kühlung der Einstichstelle, da ölige Injektionen für gewöhnlich ein großes Druckgefühl bei der Ausbreitung im Körper erzeugen können. Die Injektion erfolgt langsam (über ca. zwei Minuten) und der Arzt achtet darauf, dass kein Nerv oder Blutgefäß erwischt wird. Mittlerweile dauert es keine zehn Sekunden mehr, bis meine Superdroge, wie ich sie nenne, in meinem Körper ist und ich wieder für drei Monate nicht daran denken muss: Bei der Depotspritze konnten in Studien über drei Monate hinweg konstante Werte beobachtet werden. Dadurch traten aufgrund des gleichmäßigen Testosteronspiegels weniger bis keine Stimmungsschwankungen auf. Die Spritze kann Testosteronmangelsymptomen schnell und anhaltend entgegenwirken.

Auch ein Testosterongel kann einen gleichmäßigen Spiegel erzeugen. Es wird in einem hydroalkoholischen Gel verabreicht. Die Dosierung kann durch die aufgetragene Menge gut gesteuert werden. Bei Testosterongelen oder -cremes gibt es bevorzugte Körperstellen, wo die Haut dünner ist und das Gel schneller und direkter ins Blut aufgenommen werden kann, wie zum Beispiel die Innenseite der Unterarme oder auch die Kniekehlen. An den angegebenen Applikationsbereichen wie Bauch oder Oberarmen kann durch ein dickeres Bindegewebe oder Fettschichten eine langsamere Aufnahme erfolgen. Dies war bei mir der Fall, weshalb mir Katharina zu den anderen Körperstellen geraten hat, als ich anfangs das Gel ausprobiert hatte. Auch kann eine Aufteilung der täglich aufgetragenen Menge (von 25 bis 50 mg) auf morgens und abends helfen, den Testosteronspiegel gut bzw. gleichmäßig zu halten.

Bei einem Testosterongel gelingt einzelnen Personen die Dosierung oftmals besser, jedoch kann es wie bei der Dreimonatsspritze auch zu anderen, individuell unterschiedlichen körperlichen Ereignissen kommen. Bei mir hat das angewendete Gel zu vermehrten Wassereinlagerungen geführt. Ich empfand das tägliche Auftragen als mühsam und das Nichtberühren meiner Partnerin für eine gewisse Zeitspanne, das Drandenken und Immer-dabei-haben-müssen haben mich wieder wechseln lassen.

Eine Substitution mit Testosteron ist durch Präparate wie Testosterongele/-cremes einfacher geworden, aber einige bevorzugen dennoch die Spritze, da diese in etwa nur viermal pro Jahr angewendet werden muss. Wobei die genauen Intervalle bei jedem unterschiedlich sind. Dafür mögen andere wiederum keine Spritzen…

Ich habe beides ausprobiert und eine schnellere Veränderung ist bei mir eindeutig mit der Dreimonatsspritze eingetreten. Allerdings sollte man gerade hier auch potenzielle Nebenwirkungen, wie zum Beispiel das Auftreten einer sekundären Polyzythämie (gesteigerte Produktion von roten Blutzellen), im Auge behalten.

71. Wie begünstigt man die Aufnahme von Testosteron und verstärkt dessen Wirkung bei Transmännern?

Die Aufnahme von Testosteron über Gele oder Cremen wird begünstigt, wenn man es auf der Innenseite der Unterarme oder in den Kniekehlen aufträgt. Dort ist die Haut dünner. So kann das Testosteron über Blutgefäße schneller zu den Zielgefäßen gelangen.

Oral kann Testosteron nicht zugeführt werden. Die Depotspritze wird intramuskulär verabreicht. Um seine Wirkung zu verstärken und in eine spezifische Richtung zu lenken, kann man Stoffe wie natürliche Tinkturen und Aromatasehemmer anwenden. Aromatasehemmer können die Umwandlung von Testosteron zu Estradiol blockieren (siehe auch Frage 78). Die Umwandlung zu Estradiol erfolgt hauptsächlich in den eigenen Fettzellen und wird daher durch zu viel Körperfett begünstigt.

72. Welche Hormonpräparate sind zu empfehlen?

Zu empfehlen sind ganz klar bioidente Hormone, sowohl für Transfrauen als auch für Transmänner. Bioidente Hormone sind pharmazeutische Wirkstoffe, welche mit den natürlichen, vom menschlichen Körper selbst hergestellten Hormonen, strukturell und funktionell identisch sind. Daher werden sie vom Körper nicht als fremd eingestuft und besser aufgenommen und verstoffwechselt.

Synthetische Hormone hingegen haben keinen natürlichen Ursprung und keine strukturelle und funktionelle Gleichheit wie körpereigene bzw. bioidente Hormone. Sie ahmen lediglich die Aktivität endogener Hormone, die der Körper selbst produziert, nach. Synthetische Hormone blockieren außerdem die Hormonrezeptoren, was dazu führt, dass unsere körpereigenen Hormone nicht mehr wirken.

Transpersonen können sich ihre Präparate nicht immer aussuchen. Das hat verschiedenste Gründe: Vielleicht werden die Kosten nicht von der Krankenkasse übernommen; vielleicht werden bestimmte Präparate nur als synthetische Produkte angeboten (wie einige Präparate für Transfrauen) oder sie sind im jeweiligen Land nicht zugelassen usw. Zum jetzigen Zeitpunkt bezahlen die Krankenkassen bei entsprechender Diagnose (Transsexualität) in Österreich Produkte wie Testogel®, Nebido® und Testavan®. Weitere gängige Testosteronpräparate sind zum Beispiel Androtop® und Testoviron®.

73. Welche Hormone sind bioident und welche synthetisch?

Beispiele für bioidente Hormone:

- Progesteron: Utrogestan, Arefam, Progestogel
- Estradiol: Estrogel
- Estriol: Ovestin, Oestro-Gynaedron
- Testosteron: Testogel, Androtop

Beispiele für synthetische Hormone:

- Progesteron: Medroxyprogesteronacetat (MPA), Gestagene
- Estradiol: Ethinylestradiol, Mestranol
- Testosteron: Testosteron-Enantat, Testosteronundecanoat

74. Welche Möglichkeiten der Austestungen gibt es bei Hormonen?

Neben den Standarduntersuchungen der Hormone über das Blut kann man zusätzlich Speichelhormontests machen. Diese werden zu bestimmten Zeiten zu Hause von Ihnen selbst durchgeführt und dann von Ihrem Arzt bzw. Therapeuten in ein Speziallabor weitergeleitet.

Bei einer Messung im Blutserum erhält man nur einen bestimmten Einzelwert, da über den Tag verteilt eine mehrmalige und schubweise Hormonausschüttung erfolgt. Dadurch handelt es sich bei diesem Wert lediglich um eine Momentaufnahme. Der Anteil der freien Hormone liegt nur bei 1 bis 5 Prozent.

Im Speichel liegen 95 Prozent der Hormone als freie bzw. biologisch aktive Anteile vor. Die Probenentnahme ist nicht invasiv, somit kann ein beliebiger Zeitpunkt und Ort gewählt werden. Beim Cortisol kann über ein Tagesprofil außerdem eine Rhythmik sichtbar gemacht werden. Bei einem gesunden Menschen fällt der Cortisolspiegel über den Tag kontinuierlich ab. Auffällig hohe oder niedrige Werte in der Tagesverlaufskurve können wichtige Hinweise auf mögliche andere Beschwerden, wie zum Beispiel das Cushing-Syndrom, sein.

Für Transmänner kann es spannend sein, einmal den Gesamttestosteron-Wert, das freie Testosteron im Blut und zusätzlich Testosteron im Speichel zu bestimmen. Setzt man die erhaltenen Werte dann mit dem eigenen Wohlbefinden in Beziehung, so bekommt man auch ein Gefühl dafür, welche Werte am ehesten mit dem eigenen Be- und Empfinden zusammenhängen und kann darauf reagieren.

Transfrauen sollten unbedingt zusätzlich einmal im Jahr Progesteron, Estradiol und Estriol im Speichel überprüfen lassen, um zu erfassen, wie viele freie und aktive Hormone vorhanden sind.

Für Transmänner wie Transfrauen gilt: Regelmäßige Kontrollen sind insbesondere dann wichtig, wenn bioidente, transdermale Hormone zugeführt werden.

75. Was ist der Unterschied zwischen Speichel- und Bluttest?

Im Blut messen wir die Gesamthormonmenge, die vom Körper zur Verfügung gestellt wird. 95 bis 98 Prozent der Steroidhormone sind jedoch durch sogenannte Bindungsproteine gebunden und stehen den Zellen nicht zur Verfügung. Daher ist es wichtig, zusätzlich die Hormone im Speichel zu messen. Der Speichel ist ein Filtrat des Blutes, in dem keine Bindungsproteine vorkommen. Somit kann im Speichel die Menge der Hormone bestimmt werden, die biologisch aktiv ist, also für die Zellen zur Verstoffwechselung aktiv zur Verfügung steht.

76. Was können diese Tests alles aussagen?

Um Dysbalancen im hormonellen System zu orten, eignen sich vor allem Speicheltests. Man achtet nicht nur auf die Gesamtmenge der vom Körper produzierten Hormone, sondern auch auf die Verhältnisse der Hormonwerte untereinander. Es kann zum Beispiel sein, dass im Bluttest eine ausreichend große Hormonmenge erscheint, jedoch ein komplettes Missverhältnis unter den einzelnen Hormonen vorliegt.

Transfrauen und -männer haben beim Speicheltest durch die Berechnung der Hormonquotienten der freien und aktiven Hormone eine weitere Möglichkeit, durch die Feinabstimmung der Hormone auf ihr Wohlbefinden einzuwirken (siehe Frage 89).

77. Was ist das Besondere an der transdermalen Verabreichung von bioidenten Hormongelen/-cremes?

Der Vorteil der Zufuhr von bioidenten Hormonen über die Haut ist das Umgehen des sogenannten First-Pass-Effekts der Leber. Bei oraler Hormonzufuhr kommen die Substanzen nämlich auf ihrem Weg durch den Körper als erstes zur Leber, wo dann der größte Teil dieser Hormone umgewandelt und ausgeschieden wird. Dadurch werden die Leber, aber auch die Nieren stark belastet und die Wirkstoffinaktivierung beträgt 50 bis 95 Prozent. Bei transdermaler Zufuhr hingegen wird die Aktivierung der Leber vermieden.

Über dünne Hautstellen, insbesondere Puls, Unterarm und Armbeuge, können die Hormone schnell ins Blut und zu den entsprechenden Zielzellen bzw. Organen transportiert werden. Dadurch wird die Aktivierung der Leber vermieden, die zum Teil unerwünschten Nebeneffekte, wie zum Beispiel geringere Bioverfügbarkeit und somit auch Wirkung, Metabolisierung und Ausscheidung sowie die Notwendigkeit von höheren Dosen, bleiben aus.

Durch eine transdermale Anwendung kann man mit wesentlich geringeren Dosierungen gleiche Wirkung erzielen. Bei einem Liposomal-Gel hat man eine nahezu 100%ige Wirkstoffresorption und es reichen meist kleine Wirkstoffmengen.

78. Was sind Hormonblocker und wie werden sie bei Transgender eingesetzt?

Bei Transsexualität können vor dem Verabreichen von gegengeschlechtlichen Hormonen sogenannte Hormonblocker gegeben werden. Sie sollen die Produktion der körpereigenen Sexualhormone, in meinem Fall Estrogene/Estradiol, eindämmen oder verhindern. Damit werden, wenn sie frühzeitig verabreicht werden, hormonelle Prozesse, wie zum Beispiel die Menstruation oder das Brustwachstum, gestoppt.

Ein oftmals verwendeter Wirkstoff ist zum Beispiel Triptorelin.

Wenn Testosteron von außen zugeführt wird, wie es bei Transmännern oft der Fall ist, dann besteht die Möglichkeit, dass das Testosteron in Estrogene umgewandelt wird und es zu unerwünschten „verweiblichenden“ Wirkungen kommt. Um das zu vermeiden, führt man Hormonblocker zu.

Hormonblocker sind zum Beispiel selektive Estrogenrezeptor-Modulatoren (SERM) oder Aromatasehemmer wie Tamoxifen. Sie können die Umwandlung von Testosteron zu Estradiol blockieren und so die Menge des weiblichen Geschlechtshormons Estradiol im Körper senken. Deshalb setzt man auch bei der Bekämpfung von hormonabhängigem Brustkrebs auf Hormonblocker, da sie die Andockstellen für die Estrogenmoleküle an den Krebszellen blockieren, sodass das Hormon dort kein weiteres Tumorwachstum bewirken kann.

Aromatasehemmer kommen ebenso bei Estrogendominanz (das Verhältnis von Estradiol zu Progesteron liegt unter 1:100) oder Prostatahyperplasie (krankhaft vergrößerter Prostata) zum Einsatz. Tamoxifen wird auch missbräuchlich im Leistungssport als Dopingmittel eingesetzt, weil es die Testosteronkonzentration erhöht und die Zunahme der Muskelmasse fördert.

Transmänner sollten besser auf pflanzliche Alternativen zurückgreifen, da synthetische Hormonblocker beträchtliche Nebenwirkungen, wie Hitzewallungen, Blutarmut, Thrombosen, Übelkeit und Haarausfall, aufweisen können. Natürliche Aromatasehemmer sind z. B. Zink, Indol-3-Carbinol, Chrysin, Apigenin, Isoflavone, trans-Resveratrol, Pterostilbene, Lignane, Ellagitannine und Sulforaphan.

79. Wie kann man einen Hormonmangel beseitigen?

Die Gabe von bioidenten Hormonen, vor allem in Form eines Hormongels, das die Aufnahme der Hormone über die Haut gewährleistet, ist sicherlich die effektivste Form, den Hormonmangel zu beseitigen. Bioidente Hormone besitzen die gleiche chemische Struktur wie körpereigene Hormone und fügen sich dadurch perfekt in das „Hormonorchester" unseres Körpers ein. Dadurch sind sie prinzipiell von nicht-bioidenten Hormonen, wie z.B. der Antibabypille oder synthetischen Estrogenen, deutlich zu unterscheiden.

Oft wird gefragt, ob es nicht gefährlich sei, Hormone zu nehmen. Das liegt daran, dass hier Informationen vermischt werden. Man muss prinzipiell zwischen synthetischen, körperfremden Hormonen und den bioidenten Hormonen, die die gleiche chemische Struktur besitzen, wie sie unser Körper herstellt, unterscheiden. Erstere können sehr wohl Nebenwirkungen verursachen, während bioidente Hormone – richtig angewandt – völlig nebenwirkungsfrei sind.

80. Welche Symptome hat man/frau bei einem Estradiolmangel?

Transfrauen und -männer sollten auf einen geschlechtsspezifischen Spiegel dieses Hormons achten und ihn regelmäßig überprüfen lassen – das gilt besonders für Transfrauen. Da Transmänner meistens einen Teil des zugeführten Testosterons in Estradiol umwandeln, kommt bei ihnen ein Mangel eher seltener vor.

Transfrauen sollten idealerweise ein bioidentes Estradiolpräparat zuführen und in Bezug zu bestimmten Symptomen setzen. Bei einem Estradiolmangel werden vor allem Haare, Haut und Knochen in Mitleidenschaft gezogen. Das bedeutet, dass die Haare zum Beispiel trocken sein können und im schlimmsten Fall ausfallen. Die

Haut verliert ihre Spannkraft und ist ebenso trocken, möglicherweise auch schuppig und gerötet und im Bereich der Knochen kann es zu Osteopenie bzw. Osteoporose kommen. Viele Personen berichten über Hitzewallungen und vermehrtes Schwitzen, eine verminderte Libido und Schlafstörungen. Estradiol ist auch wichtig für eine ausgeglichene Stimmung und Leistungsfähigkeit. Wenn Sie also an depressiven Verstimmungen leiden und immer wieder übermäßig erschöpft sind, sollten Sie an einen Estradiolmangel denken.

81. Welche Veränderungen bewirkt die Zufuhr von Estradiol bei Transfrauen?

Estradiol bewirkt bei Transfrauen ein Wachstum der Brust und Brustwarzen sowie eine Schrumpfung der Hoden und den Rückgang der Spermienproduktion. Es sorgt für einen Fetteinbau an den für die weibliche Figur typischen Stellen und für eine Reduzierung des Bartwuchses. Durch die Zufuhr des Hormons wird der Muskeltonus weicher und auch die Haut weicher und empfindlicher. Generell wirkt Estradiol dem Knochenschwund (Osteoporose) entgegen.

82. Was ist eine Estrogendominanz und wie kann ich sie vermeiden?

Eine Estrogendominanz liegt dann vor, wenn der Estradiolwert im Vergleich zu Progesteron bei Frauen oder im Vergleich zu Testosteron bei Männern relativ erhöht ist.

Bei (Trans-)Frauen: wenn das Verhältnis von Estradiol zu Progesteron bei unter 1:70–100 liegt

Bei (Trans-)Männern: wenn das Verhältnis von Estradiol zu Testosteron bei unter 1:30 liegt

Das heißt allerdings nicht automatisch, dass Estradiol in ausreichender Form vorhanden ist. Es kann trotzdem ein Mangel an Estradiol bestehen, aber im Falle der Estrogendominanz eben ein noch größerer Mangel an Progesteron oder Testosteron.

Mögliche Folgen einer Estrogendominanz sind zum Beispiel:

- Unfruchtbarkeit
- Zyklusstörungen
- Prämenstruelles Syndrom (PMS)
- geschwollene Brüste, Brustzysten
- Brustkrebs
- Endometriose
- Eierstockzysten
- Endometrium- oder Eierstockkrebs
- starke Blutungen
- Uterusmyome
- erhöhte Blutgerinnung
- Libidomangel
- verringerter Bartwuchs
- Ödeme
- Kopfschmerzen oder Migräne
- Gewichtszunahme
- Tränenausbrüche
- Ängste und Panik
- weicher Muskeltonus
- Allergien
- Autoimmunerkrankungen
- Schilddrüsenunterfunktion
- Müdigkeit, aber auch Schlaflosigkeit
- Gereiztheit
- reduzierte Spermienreifung
- Fettansammlung in der Körpermitte

Gerade Transpersonen können dieses Wissen einsetzen, um ein maximales Wohlgefühl zu generieren. Es sollte nicht nur auf Einzelwerte, wie Estradiol bzw. Progesteron bei Transfrauen und Testosteron bei Transmännern, geschaut werden, sondern darauf, wie die Hormonwerte zueinanderstehen. Bei vielen Personen kann das Drehen an einer kleinen Schraube oft große Auswirkungen auf das Wohlbefinden haben.

83. Was sind die wichtigsten Cofaktoren für die Hormonsynthese?

Damit unsere Drüsen ausreichend Hormone produzieren können, brauchen sie sogenannte Cofaktoren. Das sind vor allem Zink, Vitamin B3, Vitamin B5, Vitamin B6, Vitamin B12, Vitamin A, Vitamin D, Vitamin E und Vitamin C, um nur die wichtigsten zu nennen.

Das Innere der Zelle spielt für die Hormonproduktion eine essenzielle Rolle. Deshalb ist es wichtig, bei einer Hormontherapie auch die dazugehörigen Mikronährstoffe zu ergänzen. Eine Auswahl an Mikronährstoffen, die als Cofaktoren im Nervenbotenstoffwechsel und bei der Hormonsynthese eine wichtige Rolle spielen:

- Vitamin C: Cortisol, DHEA, Noradrenalin, Dopamin, Adrenalin
- Vitamin B5: Cortisol, Serotonin, Melatonin, Taurin
- Vitamin B6: Serotonin, Melatonin, Adrenalin, Noradrenalin, Dopamin, GABA
- Vitamin B12: Adrenalin, Serotonin, Dopamin
- Folsäure: Adrenalin, Dopamin, Serotonin
- Magnesium: Dopamin, Glutamat, Insulin
- Selen: Umwandlung von Thyroxin in Trijodthyronin
- Zink: Testosteron, Dopamin, Insulin, Schilddrüsenhormone

Transmänner sollten bei einer Therapie mit Testosteron an den Mineralstoff Zink, den wichtigsten Cofaktor in der Testosteronsynthese, denken.

Bei Transfrauen wäre eine Substitution mit Vitamin B6 (es scheint nicht nur als Coenzym für Nervenbotenstoffe zu fungieren, sondern auch direkt auf die Bindungsstellen von Hormonen einzuwirken) hilfreich.

Sowohl bei Transfrauen als auch bei Transmännern ist aufgrund der Stressbelastung eine Unterstützung der Nebennieren durch Vitamin B5 und Vitamin C sinnvoll.

84. Wie sollen Hormone dosiert werden?

Das hängt einerseits sehr stark vom Ausmaß des hormonellen Ungleichgewichts ab, andererseits aber auch von Alter und Geschlecht. Der betreuende Arzt oder Therapeut muss immer eine individuelle Entscheidung treffen. Prinzipiell startet man jedoch meist mit einer niedrigen Dosis. Nach einigen Wochen merkt man (entweder durch die Symptomatik und/oder durch Nachtesten im Speichel), ob die Dosierung ausreichend ist oder ob man die Dosis noch steigern muss.

Zugeführte Hormone können bei Kenntnis der Hormonwerte und bei auftretenden Mangelerscheinungen helfen. Aber man sollte nie selbst herumprobieren! Alles, was wir zuführen, sollte mit Bedacht erfolgen. Eine Überdosierung kann fatale Folgen haben oder Nebenwirkungen, wie Haarausfall, Schmerzen oder Stimmungsschwankungen.

Transgender-Personen sind für ihr äußeres Erscheinungsbild, ihre Angleichung und ihr Wohlbefinden auf Hormone angewiesen und nehmen diese, um bewusst eine Veränderung herbeizuführen, aber auch bei ihnen kann eine leichtsinnige Anwendung sehr risikobehaftet sein. Es können andere Organe geschädigt werden.

85. Gibt es Nebenwirkungen oder Wechselwirkungen bei Hormonsubstitution?

Allgemein gesprochen sollten Nebenwirkungen bei sachgemäßer Anwendung grundsätzlich ausbleiben. Durch Unterdosierung können Ausgangssymptome erhalten bleiben und bei massiver Überdosierung kann es tatsächlich zu Nebenwirkungen im Sinne von Überdosierungssymptomen (siehe auch Frage 84) kommen.

Es gibt ganz wenige Menschen, die Progesteron nicht vertragen, leicht depressive Symptome bekommen und sich einfach unwohl fühlen. In solchen Fällen bietet es sich an, auf ein pflanzliches Präparat, wie zum Beispiel Yams oder Mönchspfeffer, umzusteigen. Grundsätzlich kann es bei der Anwendung von Progesteron zu Beginn der Behandlung zu einem Spannungsgefühl der Brüste kommen. Dieses Spannungsgefühl lässt allerdings mit der Zeit nach.

Wechselwirkungen gibt es oft im positiven Sinn, sodass durch Zufuhr von bioidenten Hormonen beispielsweise weniger Schilddrüsenhormone benötigt werden. Generell und insbesondere bei Vorliegen einer schwerwiegenden Erkrankung wie Krebs sollten Sie bitte immer Rücksprache mit Ihrem behandelnden Arzt bzw. einem Hormonexperten halten, ob eine Therapie mit bioidenten Hormonen erfolgen darf.

86. Was sind die No-Gos bei einer Hormonsubstituierung?

No-Gos sind eine unregelmäßige, sporadische und willkürliche Anwendung. Der Körper braucht eine gewisse Regelmäßigkeit und einen Rhythmus, um die gewünschte

Veränderung zu vollziehen. Unsinnig ist auch eine übermäßige Zufuhr von Hormonen. Hormone sind sehr potent, mit einer Überdosierung kann man großen Schaden anrichten.

Bei transdermaler Anwendung ist auch der Zufuhr„ort" entscheidend. Bitte cremen oder gelen Sie sich nicht an Bereichen ein, wo etwas wachsen soll, was vorher nicht da war, sondern an dünnen Hautstellen, wie Puls, Unterarm oder Kniekehle. Ihr Körper transportiert die Hormone über das Blut an die entsprechenden Zielzellen, von wo aus sie ihre Wirkung entfalten.

Ein No-Go ist die Überdosierung – weil mehr hilft nicht mehr. Dies kann man ungeduldigen transidenten Personen in der Angleichung nicht oft genug sagen.

Man darf die Hormone nicht auf Geschlechtsteile auftragen in der Annahme, der Penis oder der Kitzler wachsen dann.

Ein großes No-Go: Keine Hormone auf Schleimhäute schmieren.

Bei der Anwendung eines Testosterongels ist zu beachten, dass es zur Übertragung auf den Partner oder einer Verteilung auf Türgriffen kommen kann.

Empfehlungen dazu:

- Das Gel bitte **nicht** vom Partner auftragen lassen.
- Das Gel selbst besser nicht mit den Fingern auftragen, sondern direkt auf die Stelle geben und mit Handschuhen einreiben.
- Waschen Sie sich nach der Anwendung der Creme oder des Gels die Hände mit Wasser und Seife.
- Bedecken Sie die Anwendungsfläche mit einem Kleidungsstück, sobald die Creme/das Gel getrocknet ist.
- Duschen Sie vor einem Intimkontakt.

Vorzugsweise sollte ein Zeitraum von mindestens sechs Stunden zwischen der Anwendung von Creme bzw. Gel und dem Baden oder Duschen eingehalten werden.

Wird jedoch gelegentlich ein bis sechs Stunden nach der Anwendung des Gels geduscht oder gebadet, dürfte dies die Behandlung nicht wesentlich beeinflussen. Um die Sicherheit des Partners zu gewährleisten, empfiehlt es sich zum Beispiel, eine längere Zeitspanne zwischen der Anwendung und dem Geschlechtsverkehr einzuhalten, während des Kontakts ein T-Shirt zu tragen, das die Anwendungsfläche abdeckt, oder vor dem Intimkontakt zu duschen.

Eine Kontrolle der Speichelwerte sollte nach drei Monaten erfolgen, um Unter- oder Überdosierungen auszuschließen und den Verlauf zu dokumentieren.

87. Wie merke ich, dass ich zu viel Hormone angewendet habe?

Wer es mit Testosteron übertreibt, kann Haarausfall, fettige Haut, Akne und Haarwuchs im Gesicht, an Armen, Bauch und Beinen bekommen. Ein Überschuss an DHEA führt meist zu fettigen Haaren, fettiger Haut und Akne.

Wenn Sie zu viel Progesteron angewandt haben, leiden Sie möglicherweise an einem Spannungsgefühl der Brüste, einer Verschärfung von Hitzewallungen, depressiven Verstimmungen, Wassereinlagerungen und Schwindel.

Bei zu viel Estradiol kann es zu einer Gewichtszunahme und zu Wassereinlagerungen kommen.

Bei vielen machen sich Nebenwirkungen wie Schweißausbrüche, Gereiztheit oder Kopfweh bemerkbar. Manche haben gar keine Symptome und wieder bei anderen wird die gewünschte Wirkung gesteigert (raschere Angleichung). Es kommt darauf an, von welchen Hormonen man zu viel anwendet und vor allem wo – etwa am oder im Körper…

88. Kann ich Hormone einfach in der Apotheke kaufen?

Das ist grundsätzlich möglich, jedoch gibt es einige Dinge zu beachten. Hormone sind in Österreich und Deutschland rezeptpflichtig, deshalb brauchen Sie, um an ein Hormonpräparat zu gelangen, ein vom Arzt ausgestelltes Rezept. Die meisten Hormonpräparate (siehe auch Frage 72) sind in Apotheken lagernd. Bestimmte Hormonpräparate können durch Verordnungen in der Apotheke erstellt werden. Bei Sonderanfertigungen, wie zum Beispiel Gele oder Cremes, müssen Sie bis zur Fertigstellung allerdings mit einer Wartezeit von zwei Stunden bis zwei Tagen rechnen.

Bei transidenten Männern: Nein, einfach ist hier gar nichts. Man benötigt eine Diagnose und ein Gutachten, bevor man überhaupt ein Rezept vom Arzt erhält. Vor jeder Verabreichung muss man dieses immer wieder neu ausstellen lassen und von der Krankenkasse die Bewilligung einholen. Sonst muss man das Präparat selbst bezahlen. Wenn man generell Hormone benötigt, ist es notwendig, die Werte regelmäßig kontrollieren zu lassen. Die Hormone müssen von Ärzten verschrieben werden, weil ein Experimentieren aufgrund der großen Auswirkungen von Hormonen auf unser Leben nicht ratsam ist.

Pflanzliche Präparate, die unseren Stoffwechsel und den Hormonstatus beeinflussen, kann man als Nahrungsergänzung oder Mikronährstoffe sehr wohl kaufen. Mikronährstoffe können sich sehr positiv auf die Virilisierung (Vermännlichung) auswirken, da sie als Substitut oder als Aromatasehemmer wirken.

89. Welche Werte sollten Transpersonen bei einer Hormonsubstituierung überprüfen lassen?

Generell sollte man – ob transident oder nicht – immer alle Blutwerte überprüfen lassen. Dazu gehören so wichtige Werte wie Vitamin D, Zink, Schilddrüse, Leber und Niere – die Nierenwerte können sich verändern wie bei mir der Kreatininwert. Er ist zum Beispiel gestiegen, was zu einer leichten Niereninsuffizienz führte.

Wichtig ist natürlich, auch die zugeführten Hormone regelmäßig checken zu lassen – sowohl die gebundene als auch die freie Form von Testosteron, ebenso Estradiol, LH und FSH. Die Kontrolle sollte am besten nicht nur über das Blut, sondern auch mittels eines Speicheltests erfolgen, weil man auf diese Weise die Werte genauer bestimmen kann. Bei Fragen dazu kontaktieren Sie uns gerne (Kontaktinfos finden Sie ab Seite 173).

Testen im Blutserum:	LH, FSH, Prolactin, Cholesterin, HDL, LDL, DHEA-S, Vit. B12, Folsäure, Ferritin
Testen im Vollblut:	Selen, Zink, Cupfer, Kalium, Magnesium
Testen im Speichel:	Progesteron, Estradiol, Estriol, Testosteron, DHEA, Cortisol, bei Bedarf Melatonin

90. Welche Werte sollte man neben Testosteron während und nach der Transition besonders genau kontrollieren?

Leberwerte, Schilddrüsenwerte, Nierenwerte und die Werte von Estradiol, LH, FSH, SHBG, freies Testosteron, Cortisol, DHEA, Prolactin und Progesteron; eventuell die Blutwerte (Erythrozyten, Hämoglobin, Hämatokritwert).

Die Sexualhormone werden vorwiegend in den Keimdrüsen gebildet, aber es gibt auch einen kleinen Teil, der über Umwege aus der Nebennierenrinde stammt. Deshalb ist auch die Überprüfung der Hormonwerte LH und FSH wichtig.

Bei beiden Geschlechtern wird die Produktion jeweils von Botenstoffen in den Keimdrüsen durch die Hirnanhangsdrüse und den Hypothalamus gesteuert. Da Transmänner keine funktionierenden Hoden haben, laufen die Signale der Hirnanhangsdrüse ins Leere. Das heißt aber nicht, dass diese uns nicht nützen können! Anhand dieser Hirnanhangsdrüsenwerte lässt sich nämlich ablesen, ob wir unter- oder überdosiert oder auch richtig dosiert sind.

Die Ausschüttung des Luteinisierenden Hormons (LH), gemeinsam mit den Hormonen FSH und Prolactin, wird von der Hypophyse gesteuert.

Wenn ein Mangel an Sexualhormonen im Körper vorliegt, steigt der LH-Spiegel im Blut an, was beim biologischen Mann die Testosteronproduktion anregt. Da Transmänner keine Hoden, sprich eine zugeordnete endokrine Drüse besitzen, die angeregt werden könnte, passiert bei ihnen nichts dergleichen. Aber ein hoher LH-Spiegel ist ein Parameter für eine Testosteronunterdosierung, ein sehr niedriger (gegen 0 komprimierter) LH-Spiegel ein Anzeichen einer Überdosierung.

Hormongaben haben Auswirkungen auf den gesamten Körper und sollten nicht isoliert betrachtet werden. Ein Mangel oder Überschuss kann viele Ursachen haben und von vielen Vorgängen im Körper beeinflusst werden. Um einen Mangel zu deuten, muss man sich das größere Ganze ansehen.

Die Menge macht‘s! – Frauen wie Männer haben die gleichen Hormone im Körper, aber die unterschiedliche Menge macht den Unterschied.

Das zweitwichtigste Sexualhormon ist **Progesteron**. Es ist auch bei Männern ein Zwischenprodukt der Synthese von Testosteron und anderen Steroiden, deshalb sollte auch Progesteron regelmäßig kontrolliert werden. Interessante Informationen zu natürlichem Progesteron bei Männern stellt beispielsweise die Praxis für Ganzheitliche Medizin Düsseldorf auf ihrer Website zur Verfügung (www.praganzmed.de).

Progesteron entfaltet bei Männern eine wichtige Wirkung im Zentralnervensystem, aber die Produktion sinkt im zunehmenden Alter. Das kann Schlafstörungen, Stimmungsschwankungen, Störungen der Konzentration oder Depressionen zur Folge haben. Man kann dem durch Zufuhr von Progesteron entgegenwirken. Der Stresshormonspiegel kann durch Progesteron ebenfalls reduziert werden.

Mögliche Progesteronwirkungen bei Männern:

- Verbesserung bei Depressionen
- Verringerung von Schlaf- und Konzentrationsstörungen
- Stressregulation
- Senkung des Insulinspiegels, Verhinderung von Unterzuckerung
- Hilfe bei der Gewichtsregulation
- Senkung des Blutdruckes
- Senkung des Cholesterinspiegels
- Besserung von Osteoporose

LH (Lutropin, gelbfärbendes Hormon, Luteinisierendes Hormon)

Aufgabe:

Frau: Steigerung der Androgensynthese im Follikel, welches durch Aromatase in Estradiol umgewandelt wird
Mann: Testosteronbildung in den Hoden

Erhöhte LH-Werte bedeuten, dass der Körper mehr Testosteron braucht, hingegen bedeuten erniedrigte LH-Werte, dass sich zu viel Testosteron im Körper befindet.

FSH (Follikelstimulierendes Hormon, Follitropin)

Aufgabe:

Frau: Eizellenwachstum im Eierstock
Mann: Spermienbildung

Prolactin (Laktotropes Hormon, LTH, Laktotropin)

Aufgabe:

stimuliert Wachstum und Differenzierung der Brustdrüsen, Milchproduktion
Erhöhte Werte sind nicht förderlich.

Estradiol

Aufgabe:

Frau: Durch Estradiol wird die Gebärmutterschleimhaut gut durchblutet, der Muttermund öffnet sich und das Gebärmutterhalssekret wird durchlässig für Spermien. Indirektes Auslösen des Eisprungs während des Zyklus.
Mann: Bei normalem männlichen Spiegel sinkt das Risiko für Herz-Kreislauf-Krankheiten; Knochenaufbau (beugt Osteoporose vor); **Förderung der** seelischen Ausgeglichenheit

Erhöhte Estradiolwerte können zu Autoimmunerkrankungen durch Stimulierung des Immunsystems führen, aber auch zu Schlaflosigkeit oder Depressionen.

Osteoporose, eine Verschlechterung des Hörvermögens oder eine Schwächung des Immunsystems hingegen können Folgen erniedrigter Estradiolwerte sein.

Testosteron:

Aufgabe:
Frau: Gleichgewicht im Hormonhaushalt
Mann: Vermännlichung

Quelle:
Broschüre „Hormone“ von Transmann Austria (Verein mittlerweile aufgelöst) – nachzulesen auch auf der Website von Transgender Team Austria (TTA), siehe Weblinks

Trans* — Upgrade

91. Wie veränderten sich meine Gefühle durch Testosteron?

Testosteron verändert nicht den Charakter eines Menschen. Aber ich spreche hier vorwiegend aus persönlicher Erfahrung.

2011 bekam ich die erste Testosteronspritze. Es hat sich „richtig" angefühlt. Ich habe mich ruhiger und bei mir angekommen gefühlt. Eine Art Befreiung, die aber mit Zweifeln behaftet war: Wie werde ich mich entwickeln, hat es Auswirkungen auf meinen Charakter? Am erstaunlichsten war, dass man durch die Hormoneinnahme auch nach außen anders wirkt. Die Ausstrahlung scheint sich zu verändern. Ab dem ersten Tag der Einnahme wurde ich nie wieder als Frau angesprochen, obwohl mich die Hormone natürlich nicht am selben Tag bereits äußerlich verändert haben. Es dauert einige Wochen, bis man die Veränderungen sieht. Ich wurde ab diesem Zeitpunkt endlich auch äußerlich als Mann wahrgenommen.

Mir war klar, dass sich nach dem Start der Hormontherapie vieles am Körper und im Denken verändert. Früher hatte ich Angst, als Mensch anders zu werden. Was ist nun geschehen? Ich habe gespürt, wie sehr sich die Denkmuster im Gehirn ändern. Ich wurde endlich ruhiger, reagierte bestimmter, ich wurde gleichgültiger, aber auch ausgeglichener und war nicht mehr so hibbelig und gefühlsbetont. Schuldgefühle, die ich oft hatte, wurden weniger, ebenso starke Depressionen oder Panikattacken. Ich gewann Kraft und Selbstbewusstsein und dadurch veränderte sich auch mein Auftreten gegenüber anderen Menschen. Ich nehme jetzt seit zehn Jahren Testosteron und kann mir mein Leben ohne das Hormon gar nicht mehr vorstellen. Ich kann noch nachempfinden, wie es war, als ich noch keine hormonelle Unterstützung hatte – als ich versucht habe, besonders ernst zu schauen und männlich zu wirken. Die Angst, „enttarnt" zu werden, war immer präsent, so wie die damit verbundene Unsicherheit.

Heute hält mich aufgrund meines Aussehens niemand mehr für eine Frau. Wenn ich dann mit „Herr …" angesprochen werde, bin ich manchmal noch immer überrascht und muss schmunzeln über die Selbstverständlichkeit, mit der ich wahrgenommen werde. Ich bin trotz aller Veränderungen durch Testosteron tief drinnen immer noch derselbe Mensch, der ich schon immer war. Nur meine Aggressionsschwelle erreiche ich jetzt schneller. Allerdings war ich schon vorher kein gewalttätiger Mensch und bin es nun auch nicht geworden. Ich bin nur schneller gereizt. In manchen Situationen will ich nicht mehr diskutieren und ich rechtfertige mich nicht mehr.

92. Wie veränderte sich mein Körper durch Testosteron?

Nicht nur meine Gedankenstrukturen, auch mein Körper veränderte sich. Ich kam in die Trans-Pubertät und veränderte mich wie erhofft. Barthaare begannen zu wachsen und jedes einzelne wurde willkommen geheißen, die erste Rasur zelebriert. Mein Gesicht wurde markanter und kantiger. Der Körperbau wurde muskulöser und meine Füße eine Schuhnummer größer. Das Haarwachstum, das sich in Körperregionen vorgewagt hatte, die es vorher nicht kannte, nahm Gott sei Dank zu. Dafür vereinsamten andere Regionen, die eigentlich für das „Look-and-Feel" schon entscheidend waren: die Kopfhaare. Man sollte sich also bald mit dem Gedanken anfreunden, sein Haupthaar zugunsten der Vermännlichung zu „spenden", vor allem, wenn man wie ich keine 20 Jahre mehr ist. Es hat echt gedauert, bis ich mich an die Glatze gewöhnt hatte.

Aber ein positiver Effekt war das Haarwachstum an den Beinen, im Gesicht, am Bauch und an den Armen. Als relativ unbehaarter Mensch dachte ich nicht, dass bei mir überhaupt irgendwo Haare wachsen würden. Mittlerweile tummeln sie sich auch am Rücken und an Stellen, wo biologische Männer eben Haare haben. Jetzt nach zehn Jahren wachsen sie im Gesicht und am Körper noch immer weiter…

Eine wesentliche Veränderung fand auch bei der Statur statt. Ich bekam mehr Muskeln ohne Training und das Fett wanderte gefühlt von der Hüfte mehr in Richtung Bauch. Eine große positive Veränderung brachte der Stimmbruch, der unterschiedlich schnell und stark ausfallen kann. Bei mir machte er sich schon nach zwei Wochen mit einem Krächzen und ein wenig Halsweh bemerkbar. Es folgten Monate, wo die Stimme mal hoch, mal tief war und sich stetig veränderte. Ich finde meine Stimme noch immer nicht wirklich tief, obwohl ich schon viele Jahre „auf Testosteron" bin. Aber irgendwann gewöhnt man sich daran und kann den Status quo nur mit alten Videos vergleichen, um dann zu bemerken: Hoppla, da hat sich doch was getan! Manchmal werde ich am Telefon als Frau angesprochen, aber das hat mich nur anfangs gestört, jetzt nicht mehr. Ich finde es eher amüsant und kläre den Irrtum einfach auf.

Durch Hormone verändert sich der Körpergeruch. Man riecht das Testosteron anfangs förmlich. Es war ein metallischer Geruch, den ich an mir wahrnehmen konnte. Aber auch die Fähigkeit, Gerüche zu unterscheiden, veränderte sich. Leider nicht zum Besseren. Die feinen Nuancen unterschiedlicher Düfte konnte ich früher viel besser wahrnehmen.

Körperlich gab es durch die Einnahme auch negative Auswirkungen wie vermehrtes Schwitzen und Kopfschmerzen, die ich früher nie hatte. Meine Nierenwerte verschlechterten sich. Und ich bekam, wie erwähnt, eine Glatze.

Doch trotz aller Nebenwirkungen würde ich es immer wieder so machen und möchte keinen Tag meines Lebens mehr auf Testosteron verzichten, denn ich war endlich auch äußerlich sichtbar der, der ich wirklich bin.

93. Was war die wichtigste Veränderung auf dem Weg zum Transmann?

Eine der für mich wichtigsten Veränderungen, die das Testosteron bewirkt hat, war, dass ich körperliche Berührung zulassen konnte, womit das erste Mal in meinem Leben Sexualität möglich war. Veränderungen im Genitalbereich waren auffällig.

Der Kitzler wächst durch das Testosteron zum Minipenis mit Vorhaut und wird auch steif bei einer Erregung. Mehrere Zentimeter groß wird dieser Minipenis und man fühlt sich bereits wie ein Junge. Der Wunsch, Sex zu haben, steigt und am Anfang fühlt man sich wie ein Teenager mitten in der Pubertät. Das Testosteron entfaltet seine volle Wirkung... Anfangs noch mit dem Gegenspieler Estradiol, was zu einer Achterbahnfahrt der Gefühle führen kann. Zumindest war es bei mir so. Und man kann zum ersten Mal nachempfinden, wie Männer mehrmals täglich den Wunsch nach Sex verspüren und weniger nach Kuscheln. Sexualität wird auf einmal wichtig.

Auch die Veränderung des gesamten Körpers, die Wahrnehmung im Außen als Mann, die tiefe Stimme und der Bartwuchs waren sehr wichtige Veränderungen auf meinem Weg.

94. Wie erleben Transmenschen Sexualität?

Dies ist stark vom Stadium der Angleichung (Transition oder Passing) abhängig und ob Hormone substituiert werden wie bei mir oder nicht, da diese eine starke Veränderung im Denken, Fühlen und Empfinden und vor allem am Körper bewirken. Abgesehen davon ist es eine sehr persönliche Frage, weil das Erleben und Empfinden und vor allem Sexualität für jeden Menschen – egal, ob trans oder nicht – etwas anderes, Spezielles und mehr oder weniger Wichtiges ist.

Ich persönlich hatte starke körperliche Probleme und konnte mich im Brustbereich erst nach der Entfernung der weiblichen Brust berühren lassen. Die unteren Genitalien waren vor der Transition für meine Partnerin, aber auch für mich selbst tabu, weil man hier eindeutig den weiblichen Körper spüren konnte. Es war sehr schwierig, da ich auch sexuelle Erregung erleben wollte. Der Kopf ist wirklich das größte Sexualorgan und ich konnte mit viel Vorstellungskraft und Phantasie, mit Worten und Gedanken eine reale männliche Situation mit einer Frau herstellen. Ich war immer der aktive Part, da man in diesem Fall nicht auf sich eingehen muss. Es ist aber auch für die Partnerin frustrierend, wenn sie dich nie berühren kann oder darf.

Eine „normale" Sexualität mit Geschlechtsverkehr konnte ich mir vor der Angleichung nicht vorstellen. Unmöglich. Dann kam der Tag mit Testosteron. Und ab da konnte ich Schritt für Schritt eine Berührung auch im Genitalbereich zulassen. Weil auch die Klitoris wächst und aus ihr eine Art Minipenis wird (siehe auch Frage 93). Auch Sexualität mit mir selbst war vor der Transition vermehrt nur im Kopf möglich gewesen. Nach der Transition dann auch mit Berührung des eigenen Körpers. Jetzt ist Sexualität wie bei anderen Menschen auch, denke ich, wobei man schwer vergleichen kann, da jeder Mensch etwas anderes darunter versteht und lebt. Ich bin glücklich und zufrieden und am meisten darüber, dass ich eine erfüllte Sexualität mit meiner Partnerin leben kann.

Durch die Hormone sind die Lust und die Libido gestiegen und ich verstehe jetzt besser, warum Männer mehrmals am Tag an Sex denken und auch meist öfter Sex haben wollen als Frauen, sofern es der Alltag zulässt (und der Partner auch…).

Daran sind klar die männlichen Sexualhormone „schuld".

Aber auch die Möglichkeit, mit dem eigenen Körper endlich Lust und körperliche Liebe erleben zu können, hat für jeden Menschen eine andere Wertigkeit. Für mich war es ein unglaublich schönes Geschenk, alles, was man sich im Kopf erträumt hatte, auch leben zu können. Die Sexualität war für mich immer im Kopf als Mann existent und ich wollte es als der erleben, der ich bin. Die Dinge, die nicht möglich waren, weil eben der Körper für mich nicht zu meinen Empfindungen gepasst hat, lebte ich im Kopf aus und der Kopf ist immer noch sehr wichtig bei meiner Sexualität. Umso schöner ist es jetzt, wo ich mich wohl und angekommen fühle und den Körper für mich ausreichend an mein Identitätsgeschlecht angeglichen habe, Sexualität zu erleben. Noch schöner ist es, wenn so viel Liebe dabei ist. Nie hätte ich es in der Zeit meiner Pubertät für möglich gehalten, dass ich mal als Mann Sex mit einer Frau haben kann. Ein Penis ist für erfüllenden Sex oder fürs Mannsein für mich immer noch nicht wichtig, obwohl ich den Aufbau habe machen lassen. Er gehört für mich jetzt halt dazu, aber ausschlaggebend für meine erfüllte, erlebte Sexualität ist er nicht. Das Wichtigste ist das Fallenlassen-können und das Erleben einer Berührung und ja, auch eines Orgasmus.

Manche lassen sich anfassen oder haben kein Problem mit ihrem Körper. Manche wiederum binden alles weg und lassen sich auch nicht berühren. Es gibt keine Schablone, wie Transpersonen Sex erleben, denn hier gibt es individuelle Unterschiede wie bei allen andern Menschen auch. Genauso gut könnte man fragen, wie Menschen Sexualität erleben. Jeder auf seine Art und Weise. Sexualität bei Transpersonen ist nicht anders als bei anderen Menschen, obwohl sich sicher viele etwas „anderes“ vorstellen. Es ist genauso wichtig oder unwichtig wie für alle Menschen. Alles darf, alles ist richtig – solange man keinen anderen zwingt oder nötigt.

Die Menschen, mit denen ich bis dato Beziehungen hatte, haben mich alle akzeptiert und es war nie ein Thema, dass ich ein Transmann bin. Ich bin heterosexuell, stehe also auf Frauen und meine Partnerinnen haben sich in den Mensch und den Mann verliebt. Äußerlichkeiten waren nie wichtig. Das Innere muss passen. Umgekehrt für mich ja auch. Es war nie relevant, in welchem Prozess ich gerade war. In Wahrheit zählt nicht das Geschlecht, sondern der Mensch. Sex besteht aus so viel mehr als aus einem Penis oder anderen bestimmten Körperteilen. Man kann Hilfsmittel wie Packer (Penisprothesen) benutzen, wenn man es braucht und möchte. Oder wenn man einen Penisaufbau hat, dann geht es auch ohne Hilfsmittel. Sexualität kommt immer auch auf dein Gegenüber an. Vielen ist es egal, ob du einen „natürlichen" Penis, einen „umgeschnallten" oder eben einen „konstruierten" (Penoidaufbau) hast.

Wenn die Chemie passt, dann landet man im Bett.

Erfahrungen von anderen Transmännern und -frauen:

TM: *„Sexualität passt jetzt zu meinem Körper, der entsteht; der sich verändert. Vorher war Sexualität ein Tabu bzw. überhaupt nicht vorstellbar. In der Vergangenheit wollte ich die typische Frauenrolle spielen, hab das aber nie gefühlt. Hätte mich viel lieber auf der Männerseite gesehen, aber das durfte nicht sein. Denn Lesbischsein war keine Option – leider ein falsches Bild, das mir vermittelt wurde. Jetzt würde ich dazu stehen.“*

TM: *„Eine lesbische Beziehung gab es und da war (bis auf meinen Körper) alles richtig. Ich war der Mann und sie die Frau. Und davon träume ich. ENDLICH Beziehung leben zu können, so wie es sich für mich richtig anfühlt."*

TM: *„Ich stecke in der Transition (6 Monate auf Testosteron und noch keine Mastektomie) – jetzt wäre Sexualität absolut nicht möglich für mich. Das ist schwer, weil ich mir eine Beziehung (endlich) vorstellen kann, weil ich ja schon als Mann lebe. Aber körperlich wäre es unvorstellbar. Ich hoffe, dass es etwas leichter wird nach der Mastektomie. Wobei der Genitalbereich immer eine Herausforderung bleiben wird (was mir auch große Angst macht). Ich wünsche mir den Aufbau, weiß aber noch nicht, wie ich das umsetzen kann. Dazu kommt, dass das Testosteron bezüglich Sexualität eine Rolle spielt: Ich merke, dass ich ein sexueller Mensch bin (so wie jeder, aber jetzt fühlt es sich anders/richtig an) und auch sein will."*

TF: *„Sexualität ist für mich ein wundervolles Erleben. Sexualität fängt bei mir beim Erwachen an und dauert bis zum Einschlafen. Ich tanze jeden Morgen und kokettiere mit mir im Spiegel, ich mache mir Komplimente und flirte mit mir."*

95. Was können Hormone bei Transmännern nicht?

Sie lassen keine Hoden und keinen Penis wachsen. Es entwickeln sich keine Keimzellen und man kann auch nicht plötzlich Kinder zeugen. Sie verringern die Größe der Brust, aber nicht bei jedem. Sie steigern möglicherweise dein Selbstbewusstsein, aber sie verändern nicht deinen Charakter. Sie machen das Leben nicht automatisch einfacher. Vor allem lösen sie nicht bereits bestehende psychische Probleme. Hormone können nicht zaubern. Sie können dich nur unterstützen auf deinem Weg, als der Mensch zu leben, als der du dich wahrnimmst.

96. Wirken sich die Hormone bei Transgender-Personen auf die Stimmung aus?

Transfrauen werden durch die Einnahme von Estradiol grundsätzlich feinfühliger und gefühlsbetonter. Wie von Transfrauen beschrieben, wird bereits nach kurzer Zeit das emotionale Erleben stärker, man ist intensiver berührt und die Tränen fließen leichter.

Die Welt an sich wird oft intensiver wahrgenommen, man ist offener und sensitiver, was die Gefühle anderer betrifft. Die eigene Gefühlswelt wird bei einigen tiefer und schöner erlebt. Manche Transfrauen beobachten, dass sie zickiger werden, bei kleinsten Kleinigkeiten „angerührt" sind und manchmal gleichzeitig glücklich und traurig sind.

Progesteron wirkt grundsätzlich stabilisierend auf die Psyche: Es hebt die Stimmung, wirkt angstlösend, macht gelassener und lässt einen positiv in die Zukunft blicken. Außerdem scheint es in der Lage zu sein, die Libido zu fördern und Eifersuchtsgefühle zu drosseln.

Ganz allgemein kann man sagen, dass Hormone eng mit der Stimmung zusammenhängen. Das sieht man zum Beispiel an prämenstruellen Stimmungsschwankungen, an der postpartalen Depression oder den perimenopausalen Stimmungsschwankungen, also dann, wenn Hormon- und Stimmungsschwankungen miteinander einhergehen. Das lässt sich auch neurobiologisch mit dem Zusammenspiel von Hormonen und Neurotransmittern erklären.

Emotionale Veränderungen durch Testosteron sind sehr individuell. Ich persönlich kann von einer langsamen Veränderung berichten. Charakterlich gab es bei mir keine Veränderungen. Aber meine Gefühlswelt wurde gefühlt „flacher". Ich konnte diese starken Höhen und Tiefen nach einigen Monaten Testosteron nicht mehr erleben. Ich würde sagen, ich wurde abgestumpfter, phlegmatischer, weniger schreckhaft, mutiger und weniger depressiv, weniger traurig und hatte weniger Schuldgefühle. Dafür war ich selbstsicherer, hatte mehr Energie und mehr Lust auf Sexualität. Irgendwie fühlt man sich stark und richtig.

Erfahrungen von anderen Transmännern:

„Ich fühle mich, seit ich Testosteron nehme, viel ruhiger und gelassener und bin viel weniger schreckhaft (vor der Hormontherapie war ich extrem schreckhaft)."

„In der Anfangsphase (auf Testosteron ohne Hysterektomie) bemerkte ich vor allem eine gesteigerte Aggressivität (nicht unkontrollierbar, in meinem Fall nicht mal negativ, aber deutlich merkbar). Jetzt nach der Hysterektomie quälen mich Wechseljahrbeschwerden. Also ja, jeder Wechsel zwischen den Hormonen, aber auch jeder Wechsel in der Dosierung ist zu spüren und schlägt damit auf die Stimmung, positiv wie negativ."

„Ich habe, seitdem ich Testosteron bekomme, manchmal Probleme mit aggressivem Verhalten, was vor der Testosteronsubstitution nicht so war. Und Hitzewallungen, die mir den letzten Nerv rauben – im ersten Moment ist mir extrem heiß und wenig später extrem kalt und meine Lust geht durch die Decke. Aber sonst ist mein psychisches Empfinden einfach top und ich fühle mich endlich halbwegs wohl in meinem Körper."

97. Was hat Testosteron mit Depressionen zu tun?

Es gibt viele Studien, die zeigen, dass Testosteron einen Einfluss auf Neurotransmitter im Gehirn hat, die zentral für die Stimmung sind. Dazu zählen die Neurotransmitter Serotonin und Dopamin. Das sind also indirekte Hinweise.

Ferner gibt es Studien, die zeigen, dass die Testosterongabe einen antidepressiven Effekt haben (siehe zum Beispiel Studien von Amanatkar, 2014, Walther, 2019, Dwyer, 2020).

Monoaminoxidase A (MAOA) ist ein Enzym, dass Serotonin abbaut. Es gibt einige präklinische und Tierstudien, die klar zeigen, dass Testosteron (sowie auch Estrogen!) tatsächlich MAOA reduziert (z.B. Holschneider, 1998). Dadurch hat Testosteron indirekt Auswirkungen auf den Serotoninspiegel und der Depression wird entgegengewirkt. Eine Studie zeigte weiters, dass MAOA bei Depressiven erhöht ist (Meyer,

2006). Daraus kann man schließen, dass verstärkter Abbau von Serotonin mit einer Depression zusammenhängt.

In einer ersten Humanstudie wurden kürzlich Hinweise gefunden, dass die Testosterontherapie bei Transmännern MAOA reduziert (Kranz, 2021).

Man fühlt sich definitiv mental stabiler und stärker mit Testosteron. Ich selbst kann dies aus eigener Erfahrung belegen. Ich erhalte in einem regelmäßigen Zyklus (ca. alle zwölf Wochen) eine Testosteronspritze und am Ende der zwölf Wochen bin ich labiler und depressiver als nach dem „Schuss“.

98. Sind Transmänner Frauenversteher und empathisch?

Mit der Hormonsubstitution wurde mir bewusst, welche Verständnisprobleme es zwischen Mann und Frau gibt. Ich kann Frauen kopfmäßig durch meine eigenen Erfahrungen als Frau zwar verstehen, aber da es sich jetzt anders anfühlt, verstehe ich sie nicht mehr wirklich. Mein Seelenleben stellte sich mit der Hormonsubstitution auf den Kopf. Vor der Angleichung war ich immer ein sehr emotionaler Mensch. Heute bin ich es nicht mehr! Wenn ich ein Problem ausdiskutiert habe, denke ich nicht mehr darüber nach. Aber ich weiß, wie man sich mit Estradiol (Estrogenen) fühlt; wie emotional und manchmal auch depressiv man durch sie werden kann. Testosteron machte mich selbstsicher und zufrieden. Ich traue mir heute viel mehr zu als früher. Ich habe aber auch bemerkt, dass meine Partnerin und ich oft aneinander vorbeireden. Ich dachte, ich würde immer der Frauenversteher bleiben, der beide Welten kennt. Nach zehn Jahren Testosteron funktioniert das nicht mehr so ganz.

Es gibt viele Studien, die zeigen, dass Frauen empathischer sind als Männer (z.B. Christov-Moore, 2014). Und es gibt auch ein paar Studien, die einen Zusammenhang mit Hormonen zeigen (z.B. Van Honk 2011). Die Untersuchung zeigte, dass eine einmalige Gabe von Testosteron die Empathie bei Frauen verschlechtert. Eine Studie zur Empathie unter Mitwirkung von Dr. Georg Kranz von der Medizinischen Universität Wien kann nicht so leicht in einer einzigen allgemeingültigen Message zusammengefasst werden, weil sie teilweise auch Widersprüchliches ergab (Spies et al.,

2016). Was man vielleicht ganz allgemein sagen kann, ist, dass in dieser Studie gezeigt wurde, dass sich durch die Hormontherapie ein Netzwerk im Gehirn verändert, das für Empathie wichtig ist.

Aufgrund der neuronalen Verschaltungen liegt es nahe, dass Sexualhormone sich auch auf Empathie, Impulsivität, Risikoverhalten und räumliches Vorstellungsvermögen auswirken. Geschlechtshormone bestimmen unsere Stimmung und unser Leben im Denken, Handeln und Fühlen.

Das bestätigen mir als Transmann meine eigenen Wahrnehmungen: Nach der Einnahme von Hormonen bemerkte ich folgende Veränderungen an mir:

– weniger empathisch
– schneller „auf 180"

+ mehr phlegmatisch
+ mehr Selbstbewusstsein
+ in mir ruhend
+ risikofreudiger

/ logisches und räumliches Denken unverändert

99. Macht mich Testosteron vielleicht sogar verständnislos?

Eine provokante Frage. Und meine Antwort darauf ist Ja. Medizinische Studien sehen dies nicht so eindeutig. Als transidenter Mensch sind die Einnahme und Wirkungsweise von Hormonen von immenser Bedeutung. Ich habe bemerkt, wie Testosteron mein Denken und Fühlen verändert hat. Ich konnte früher viel eloquenter formulieren und witzig, pointiert schreiben. Jetzt fällt es mir zusehends schwerer, meinen früheren Stil zu finden. Auch die Kommunikation mit dem anderen Geschlecht und das Verständnis für Frauen haben sich verändert. Es ist nicht unbedingt schlechter geworden, sondern es hat sich verändert. Ich verstehe jetzt, warum Frauen und Männer „aneinander vorbeireden" und Dinge, Situationen und das Leben anders einschätzen und vor allem kommentieren.

In mehreren Studien am AKH Wien wurde unter Leitung von Univ.-Prof. Rupert Lanzenberger der Einfluss der Hormontherapie auf die Hirnfunktion und Hirnstruktur untersucht. Ich durfte als Transmann an einer dieser Studien teilnehmen. Hier hat sich u. a. gezeigt, dass die Testosteronzunahme bei Transmännern unter Hormontherapie mit einer Abnahme des Volumens von Sprachregionen korreliert. Testosteron wirkt sich also auf die Größe von Hirnregionen aus. Ein Beispiel: Nach vier Wochen Testosterongabe bei transidenten Männern werden Sprachregionen im Gehirn kleiner. Wenn Testosteron steigt, nimmt die graue Substanz im Gehirn besonders ab. Eine negative Korrelation also und das hat Auswirkungen auf die Sprachregionen. Ist das der Beweis, warum Männer und Frauen einander schlechter verstehen?

Es scheint manchmal, als würde mich das Testosteron „abschirmen", weniger empathisch machen und ich könnte bestimmte Dinge nicht mehr so wahrnehmen wie früher. Es ist spannend, dass ich in vielen Situationen ähnlich fühle wie früher, aber anders reagiere. Das permanente Diskutieren und Dinge ausreden wurde weniger. Aber Probleme möchte ich weiterhin gleich aus der Welt schaffen. Ich bin nach wie vor ein harmoniebedürftiger Mensch und ertrage Streit und Aggression von anderen nicht.

Beim Start der Hormontherapie verändert man bewusst den Hormonspiegel. Analysen ergaben, dass eine Zunahme von Testosteron im Blut nach vierwöchiger Testosterongabe mit einer Abnahme des Volumens zweier für die Sprachverarbeitung zentraler Hirnregionen (dem Wernicke- und dem Broca-Areal) einhergeht. Auch die Verbindung zwischen beiden Regionen wurde durch die Testosterontherapie verändert. Diese Ergebnisse legen den Schluss nahe, dass die Wirkung von Testosteron auf die Sprachverarbeitung über den strukturverändernden Einfluss auf die dafür zuständigen Hirnregionen läuft.

Für mich war das der Beweis: Je mehr Testosteron ich im Blut habe, desto weniger verstehe ich!

100. Verändert sich meine Duftwahrnehmung durch eine Hormongabe?

Einige Studien zeigen, dass Frauen einen besseren Geruchssinn haben als Männer. Allerdings ist der Unterschied nicht sehr stark und hängt auch davon ab, was man genau misst (Geruchsidentifikation; die Fähigkeit, Gerüche zu unterscheiden oder die Schwelle, ab wann ein Geruch überhaupt wahrgenommen wird) und davon, welche Gerüche man testet. Viele Studien zeigen auch, dass die Hormone ausschlaggebend dafür sind. Zum Beispiel ändert sich die Geruchswahrnehmung in Abhängigkeit von der weiblichen Zyklusphase (Derntl, 2012). Schwangere haben eine andere Geruchswahrnehmung als Nichtschwangere. Auch orale Kontrazeptiva haben einen Einfluss. Frauen, die die Pille nehmen, fühlen sich oft zu den falschen Männern hingezogen, weil sich durch die zugeführten Hormone ihr Hormonhaushalt ändert und damit ihr Geruchsempfinden. Eine Studie von Kollndorfer und Kolleginnen etwa zeigt, dass eine höhere Estradiolkonzentration in oralen Kontrazeptiva einen negativen Einfluss auf die Geruchswahrnehmung hat (Kollndorfer, 2016).

Zur Hormontherapie bei postmenopausalen Frauen gibt es auch Studien, aber für die Hormontherapie bei Transgender eben bisher nur eine Studie hinsichtlich Geruchswahrnehmung und diese fand keinen Effekt. Die Forscher geben allerdings zu bedenken, dass nur sehr wenige Personen an der Studie teilgenommen hätten, und da der Effekt generell als gering angesehen wird, sei das wahrscheinlich auf die kleine Gruppengröße zurückzuführen (Kranz, 2020).

Die Studie besagt also, dass sich nichts nachweisbar ändert. Nur subjektiv.

Hormone ändern unser Geruchsempfinden, das kann ich aus Eigenwahrnehmung bestätigen, aber eben nicht bei allen gleich. Und es kommt auf die Situation, den Duft oder die persönliche Ausgeprägtheit dieses Sinnes an, kann ich mir vorstellen. Ich selbst rieche jetzt weniger intensiv oder besser gesagt: Ich kann die feinen Nuancen bei Düften nicht mehr wahrnehmen.

Hormone tun definitiv mit uns was, also warum nicht auch mit unserer Nase und der damit empfundenen Wahrnehmung im Gehirn.

101. Welche Probleme können bei der Transition auf mich zukommen und wie löse ich diese am besten?

Die Schwierigkeiten können von körperlichen, psychischen, familiären, sozialen, beruflichen bis hin zu Beziehungsproblemen alles sein. Ein Angleichungsprozess bei einer Identitätsänderung ist – anders als bei anderen Veränderungen – doch etwas, was gezwungenermaßen nach außen getragen werden muss und auch so gewollt ist. Wenn man gerade mittendrin im Angleichungsprozess ist, ist es sogar bei einfachen alltäglichen „Bedürfnissen" recht schwierig; das Turnen in der Schule, das Toilettengehen in der Öffentlichkeit beispielsweise. Wenn du Pech hast – so wie ich früher –, kann es durchaus passieren, dass du aus beiden Toilettenanlagen rausfliegst.

Und wenn man die Transition beginnt, während man schon in einem Arbeitsverhältnis steht, dann ist es unvermeidbar, dass man sich irgendwie outen muss; ob das vor den Kollegen ist oder auch vor den Kunden. Wenn man sich für einen Job bewirbt, muss man sich outen, bevor man Hormone nimmt oder währenddessen. Auch, wenn man in einer Beziehung steckt oder gerade eine beginnen möchte. In der Schule kommt hinzu, dass auch diese sich an Gesetze halten muss: Solange noch keine Namensänderung und keine Personenstandsänderung passiert ist, wird man als der/die angesprochen, der/die man im Schülerstammblatt nun mal ist, also mit dem biologischen Geschlecht. Und es ist natürlich eine extrem schwierige Situation, wenn sich jemand männlich fühlt und dann beim Mädchenturnen mitmachen oder auf die Mädchentoilette gehen muss.

Probleme mit der Familie und/oder Freunden sowie Partnern sind sehr speziell und bedürfen einer wirklich feinfühligen Beratung, wobei wir jetzt schon bei einer möglichen Lösung wären: Für aufkommende Probleme sind gleichempfindende Personen oder speziell ausgebildete Menschen sehr hilfreich. Oft hilft aber auch schon ein Gespräch mit dem besten Freund oder einem Vertrauenslehrer, mit der Mutter oder dem Partner. Man muss berücksichtigen, dass viele „Probleme" oft rechtlich noch nicht gelöst sind oder es dafür noch kein Prozedere gibt, dafür aber Einzellösungen.

Ob man sich dem aussetzt, während der Transition zum Beispiel schon aufs Männerklo zu gehen, sich vor der Klasse zu outen, die Familie einzuweihen oder dem eben kennengelernten potenziellen Partner gleich die Wahrheit zu sagen, ist jedermanns eigene Entscheidung. Es hängt vor allem davon ab, wie man damit umgeht und als wie dringlich man es in diesem Moment ansieht. Viele tun es einfach mit dem gewonnenen Selbstbewusstsein und manche trauen sich noch nicht. Man muss aber auch nichts machen. Es verlangt niemand einen „Test", was schon geht und was noch nicht. Probleme und Ängste lassen sich auch gut in der Therapie besprechen und man kann an gemeinsamen Lösungsmöglichkeiten arbeiten.

102. Was eint Menschen mit dem Wunsch nach einem Geschlechtswechsel/einer Geschlechtsangleichung?

Es eint uns der Wunsch nach dem Leben im wahren Ich.

Es eint uns der Wunsch, dass der Leidensdruck endet und dass man ein „bei sich angekommenes" – wie in der Gesellschaft oft formuliert, „normales" – Leben führen kann.

Es eint uns der Wunsch nach gleichberechtigter Behandlung, egal, wo auf der Welt und egal, mit welchem Background.

Ich finde, es eint uns auch die Stärke und der Mut, zu uns selbst zu stehen und unseren Weg zu gehen, egal, ob allein oder mit Hilfe.

Es eint uns die medizinische Hilfe, die wir benötigen und die unterstützenden therapeutischen Begleitungen: Diagnosen, OPs und endlose Gespräche einen uns.

Ich denke auch, dass sich transidente Menschen sehr viel mit ihrem Selbstbild und den Geschlechterrollen, dem Mann- bzw. Frausein auseinandersetzen und damit, was für sie wichtig ist im Leben.

Oft eint uns Freundschaft, oft aber auch nicht. Denn leider eint uns unser transidentes Schicksal nicht immer im Verständnis, im Respekt und in der Rücksicht aufeinander. Auch in der Trans-Community gibt es untereinander leider sämtliche menschlichen Gefühle wie Hass, Neid und Uneinsichtigkeit und manchmal sind die Menschen, denen man geholfen hat oder die das Gleiche durchgemacht haben wie man selbst, jene Personen, die einem nichts Gutes wollen. In meiner täglichen Arbeit mit Transmenschen musste ich die schlimmsten menschlichen Verfehlungen erleben, leider aus den eigenen Reihen. So viel negative Energie, Missgunst, Unzufriedenheit und Unverständnis aus der eigenen Community, obwohl immer nach Akzeptanz gerufen wird und die Gesellschaft angeblich die Böse ist, haben mir gezeigt, dass uns leider viel mehr unterscheidet als uns eint.

103. Welche Unterschiede gibt es bei Menschen mit dem Wunsch nach einem Geschlechtswechsel/ einer Geschlechtsangleichung?

Es würde den Rahmen hier sprengen, alles aufzuzählen, was uns unterscheidet.

Die Unterschiede sind sicher vielfältiger und mehr als das, was uns eint, weil Transsein ja nur ein Teil von uns ist und Menschen sich nun mal in vielem, sehr vielem, unterscheiden. So wie ein Mensch Diabetes hat und ein anderer nicht, um auf der Krankheitsebene zu bleiben. Und so, wie es ganz unterschiedliche biologische Männer und unterschiedliche biologische Frauen gibt.

Sicherlich unterscheidet uns die Angst oder der Zeitpunkt des Starts.

Auch vielleicht der Wunsch, wie weit ich mich angleichen möchte und ob ich Operationen will oder nicht.

Es unterscheidet uns das Wissen darüber, der Background, die Erziehung und das Alter.

Viele sind Aktivisten, andere sind zurückgezogen.

Viele Transpersonen wünschen auch keinen Kontakt zu Gleichgesinnten, viele leben „stealth“, verheimlichen also ihre transidente Vergangenheit.

Jede und jeder hat eine andere Form der Wahrnehmung des eigenen Körpers, jede und jeder findet etwas anderes schön oder notwendig.

Wir unterscheiden uns in so vielen Dingen, wie es Menschen auf der Erde gibt, trotz des einen Punkts, der uns eint oder besser gesagt, betrifft. Nur weil ich transident bin, muss ich mich nicht zwangsläufig mit anderen transidenten Menschen verstehen oder die gleichen Ansichten haben.

Der Wunsch, als der Mann oder die Frau zu leben, der/die wir sind, eint uns. Der Weg dorthin ähnelt sich, aber die Intensität und die Richtung, sein Leben zu leben, unterscheidet uns.

Erfahrungen von anderen Transmännern und -frauen:

TF: *„Was uns eint und/oder entzweit, ist ebenso vielschichtig wie jeder Mensch selber. Da wird ein jeder ‚seine' Gründe und Vorstellungen haben."*

TM: *„Vereinen tut uns sicher das Leid, das hinter unserem Lebensweg steckt. Ganz egal, in welchem Alter man den Weg beginnt, jeder merkt, dass etwas an einem nicht stimmt und man sich falsch/unwohl fühlt. Vereinen tut uns sicher auch, dass wir sehr reflektiert sind. Uns bewusster mit uns auseinandersetzen. Genau sagen können, was wir wollen oder nicht wollen. Und wohl auch empathischer sind im Umgang mit anderen.*

Unterschiedlich ist, wie wir das neue Geschlecht nach außen leben bzw. wie wir zu der Thematik stehen. Viele, die den Weg gehen, engagieren sich auch für die Thematik. Jeder auf seine Art und Weise."

TF: *„Ich denke, der Grund, warum ich mich mit anderen Trans-Menschen verbunden fühle, ist der, dass wir alle den gleichen Leidensweg haben: Ein Leben lang bis zur Transition unglücklich. Der langwierige und schwere Weg, Gutachten zu bekommen, in einer Zeit, wo man nur davon träumen kann, Hormone zu bekommen… Transition ist harte Arbeit, kostet viel Geld und viel Zeit. Der belastende Weg, als Frau zu leben, bis die Hormone endlich greifen und man „Passing" erreicht; die OPs, die man über sich ergehen lassen muss; die Ablehnung, die manche erfahren müssen usw. – Das eint. Wir haben alle miteinander viel durchgemacht und höchsten Respekt voreinander."*

TF: *„Ich weiß nicht, ob es uns eint! Ich sehe nur, dass viele Menschen sich in der Gruppe identifizieren und damit glauben, gestärkt in der Öffentlichkeit auftreten zu können. Ich sehe auch, dass sich diese Menschen zusehends selbst isolieren, weil sie einen Rückzugsort haben. Es gibt ja Menschen, die Sie verstehen! Ich bin hier ein schlechtes Beispiel, ich gehe in die Öffentlichkeit und ich fühle mich – wie schon erwähnt – nicht als Trans. Ich mache so vieles, stehe beruflich dreimal pro Woche im OP und lebe ein reiches gesellschaftliches Leben."*

104. Kann ich als transidente Person schwanger werden oder Kinder zeugen?

Transidente Männer haben keine Keimdrüsen (Hoden) und transidente Frauen keine Gebärmutter oder Eileiter. Hormone lassen keine Keimdrüsen oder neuen Organe wachsen, weshalb ein Transmann keine Samenzellen und eine Transfrau keine Eizellen produzieren kann. Hormongabe allein führt nicht zu Zeugungsfähigkeit.

Es gibt allerdings Transmänner sowie Transfrauen, die vor der Transition noch leibliche Kinder bekommen bzw. zeugen. Oder nach Beginn der Hormonbehandlung für eine Befruchtung und für die Zeit der Schwangerschaft die Testosteronzufuhr absetzen, um auf „natürlichem Wege" bzw. mittels künstlicher Befruchtung (z. B. Samenbank) schwanger zu werden. Dem liegt das starke menschliche Bedürfnis zugrunde, trotz Transidentität eigene Kinder haben zu können. Für diesen Weg entscheiden sich nur sehr wenige Transmänner. Sie sehen sich oft mit Vorwürfen konfrontiert, „ja doch kein richtiger Mann" zu sein. Und dass Medien dieses Thema oft in reißerischer Form aufgreifen, schürt die Vorurteile. Man wird regelrecht als „nicht richtiger Mann" abgestempelt, weil man ja schließlich alle Vorteile des Lebens haben möchte: als Mann leben und anerkannt sein, aber trotzdem eigene Kinder kriegen. Dies sind dann immer schwere Vorwürfe, die nicht so leicht zu entkräften sind. Man muss sich schon genug anhören, dass die Krankenkassen die „Trans"-Operationen bezahlen und dann auch das noch...

Nach den geschlechtsangleichenden Operationen (Entfernung der inneren Geschlechtsorgane) in der Transition ist keine Geburt (bei Transmännern) oder keine Zeugung (bei Transfrauen) mehr möglich.

105. Welche Möglichkeiten habe ich bei einem Kinderwunsch nach der Transition?

Bei einem Kinderwunsch können auch transidente Menschen eine Kinderwunschklinik aufsuchen. Diesen Weg wählen transidente Männer zum Beispiel öfters, wenn die Partnerin eine biologische Frau und einer künstlichen Befruchtung nicht abgeneigt ist. Für die Befruchtung werden Eizellen der Partnerin entnommen, befruchtet und wieder eingesetzt. Dann hofft man, dass es beim ersten Mal klappt. Und dem Papasein steht nichts im Wege!

Transidente Männer werden als zeugungsunfähige Männer eingestuft. Dadurch erhält man wie jeder biologische Mann mit Kinderwunsch, der zeugungsunfähig ist, einen Zuschuss bei der Finanzierung (Österreich). Die Kosten variieren selbstverständlich je nach Klinik und Anzahl der Versuche. Man kann sich den Spender nach dem eigenen Aussehen, eigener Körpergröße und so weiter auswählen, muss aber nicht. Persönlichen Kontakt zum Spender gibt es keinen. Erst das Kind hat die Möglichkeit, ab einem bestimmten Alter in die Akte Einsicht zu nehmen.

Transpersonen können auch Kinder adoptieren (siehe Frage 131).

106. Was sind die häufigsten, nervigsten und lustigsten Fragen, die man einem transidenten Mann stellen kann?

Sehr oft wurden mir die folgenden Fragen gestellt:

- *Wie hast du vorher geheißen?*
- *Hast du auch einen Penis?*
- *Bist du lesbisch, weil du auf Frauen stehst?*
- *Kannst du dir die Größe des Penis aussuchen?*

- *Wie wird er steif?*
- *Was hast du genau in der Hose?*
- *Wie hast du Sex?*
- *Kannst du Kinder zeugen?*
- *Wie alt warst du, als du bemerkt hast, dass du anders bist/fühlst?*
- *Wie hast du es deiner Familie gesagt?*
- *Wie hast du dich am Arbeitsplatz geoutet?*
- *Wie lange hat es gedauert, bis du einen Bart hattest?*
- *Bist du fertig? (Damit sind sehr oft alle Operationen gemeint.)*
- *Aber auch: „Was, du warst früher eine Frau?"*

Einige Fragen sind sehr legitim, sehr viele unglaublich nervig und untergriffig. Es kommt aber immer darauf an, wer diese Fragen stellt und wie. Kommen sie von ebenfalls transidenten Personen, ist es völlig in Ordnung, da sie wissen wollen, was auf sie zukommt. Meistens fragen sie vorher, ob sie auch intime oder sehr persönliche Fragen stellen dürfen. Kommen sie von außenstehenden Personen, ist das teilweise schon sehr unangebracht.

Erfahrungen von anderen Transmännern und -frauen:

TM: *„‚Stehst du dann auf Männer oder Frauen?' – Ich gehe den Weg ja nicht, damit ich dann auf das „richtige" Geschlecht stehen darf!"*

TF: *„Definitiv ‚Warum willst du eine Frau sein?' Das ist etwas, was man nicht beantworten kann. Kam bis jetzt nur von Männern. Ich frage dann: ‚Warum bist du gern ein Mann?' Da sind die dann immer ganz verwundert und geben Ruhe."*

TF: *„Die lustigste Frage kam, als mir die damals sechsjährige Tochter meiner besten Freundin beim Spielen meine Perücke vom Kopf gerissen und meine Glatze gesehen hat. Sie fragte mich zuerst ganz ernst, was mir denn passiert sei? (Ich habe mich mit 17 Jahren beim Pflanzenspritzen vergiftet.) Daraufhin sagte sie nur: ‚Setz' die Haare wieder auf! Sonst siehst du aus wie ein Mann!'"*

Hormone – Lifestyle & Co

107. Wie spielen die unterschiedlichen Hormone zusammen?

Das Zusammenspiel der Hormone ist eine äußerst komplexe Sache. Alle Zusammenhänge zu erläutern würde hier definitiv den Rahmen sprengen. Für Transpersonen sind allerdings die untenstehenden Fakten besonders spannend:

Aus dem Hormon Dehydroepiandrosteron (DHEA) stellt der Körper Testosteron her und in weiterer Folge Estron, Estradiol und Estriol. Wenn die Produktion von Estrogenen unterbunden werden soll – wie es bei Transmännern der Fall ist –, ist es ratsam, auf Folgendes zu achten: Wenn man DHEA zum Beispiel aufgrund seiner positiven Wirkung auf das Immunsystem und zur Erhöhung der Stresstoleranz zuführen will und auch die Umwandlung in Testosteron durchaus erwünscht ist, sollte man zusätzlich auf Aromatasehemmer zurückgreifen (siehe Frage 78), um die Synthese von Estrogenen zu unterbinden.

Wenn Transfrauen DHEA beispielsweise aufgrund seiner positiven Wirkung auf die Psyche und Leistungsfähigkeit zuführen wollen, aber die Synthese in Testosteron unterbunden werden soll, ist es ratsam, auf die spezielle Form des sogenannten 7-Keto-DHEA zurückzugreifen, das nicht weiter in Sexualhormone verstoffwechselt wird.

108. Wie kann ich mein Wohlbefinden zusätzlich zu gezielter Hormonzufuhr als Transmann steigern?

Ihr Wohlbefinden können Sie unter anderem durch einen gesunden Lifestyle fördern. Zusätzlich empfiehlt es sich, ausgewählte Mikronährstoffe und Phytohormone nach individuellem Bedarf zuzuführen. Lassen Sie sich hierzu bitte von einer Fachkraft unterstützen. Tauschen Sie sich mit Gleichgesinnten aus, die bereits Erfahrungen in den Bereichen psychische Gesundheit gesammelt haben und Sie mit Ihren Erkenntnissen und wertvollen Inputs unterstützen können.

Bei bevorstehenden Operationen ist es beispielsweise wichtig, nicht zu rauchen. Dies verlangen einige Chirurgen, denn auch die Wundheilung ist dann eine bessere. Geduld, Erfahrungsaustausch mit Gleichgesinnten und ganz banal die Körperpflege (Narbenpflege) sind genauso wichtig wie ausreichendes Wissen darüber, was Ihnen persönlich guttut: Setzen Sie sich auch auf mentaler Ebene mit sich auseinander.

109. Welche Auswirkungen hat der Lifestyle auf den Hormonhaushalt?

Der Lifestyle hat beträchtliche Auswirkungen auf den Hormonhaushalt. Durch kleine Veränderungen in Ihrem Alltag können Sie positive Effekte für sich erzielen. Gerade für Transpersonen ist die Veränderung des Lifestyles ein unverzichtbares Tool zur Steigerung des Wohlbefindens!

Gleichen Sie Nährstoffmängel aus, da bestimmte Mikronährstoffe für die Hormonproduktion unerlässlich sind (siehe Frage 83). Trinken Sie genügend Wasser, da es die Mikronährstoffe im Körper verteilt und Schadstoffe ausleitet. Für Transmänner ist Sport und Bewegung besonders wichtig, da diese nachweislich den Testosteronspiegel erhöhen.

Vermeiden Sie unnötige Gifte und Zusatzstoffe und ernähren Sie sich gesund (saisonal, regional, biologisch). Verzichten Sie auf konventionelle Kosmetika und Haushaltsprodukte, da endokrine Disruptoren, die darin enthalten sein können, Ihr Hormonsystem nachweislich negativ beeinflussen.

110. Was sind endokrine Disruptoren und wo sind die überall drin?

Kosmetikprodukte enthalten oft beträchtliche Mengen an schädlichen Inhaltsstoffen: endokrine Disruptoren, auch Xenohormone genannt. Sie zerstören einerseits die natürliche Schutzbarriere Ihrer Haut und beeinflussen im schlimmsten Fall Ihren Hormonhaushalt oder sind krebserregend. Deshalb empfehlen wir Ihnen, unbedingt Kosmetik- und Haushaltsprodukte ohne chemische Zusätze zu verwenden.

Wenn Sie ein Smartphone besitzen, laden Sie sich kostenlose Apps herunter (www.codecheck.info, ToxFox), mit denen Sie Produkte auf deren Inhaltsstoffe überprüfen können, bevor Sie in Ihrem Einkaufskorb und letztlich auf Ihrer Haut und in Ihrem Körper landen.

Im Prinzip ist es so, dass alles, was wir auf unseren Körper auftragen, sei es eine Creme, ein Duschgel oder eine Seife, im Idealfall auch bedenkenlos zu essen sein sollte. Als transidente Person ist es besonders wichtig, darauf zu achten, dass Sie Ihren Körper nicht unnötig mit Xenohormonen konfrontieren, da er sich möglicherweise gerade in einem empfindlichen hormonellen Stadium befindet (z. B. Geschlechtsangleichung).

111. Welchen Einfluss hat Rauchen und Alkoholkonsum auf den Hormonhaushalt?

Nikotin steht im Verdacht, die Ausschüttung des Stresshormons Cortisol zu begünstigen. Erniedrigte Cortisolspiegel hingegen stehen in Zusammenhang mit Übergewicht bzw. mangelndem Sättigungsgefühl. Das könnte auch erklären, warum Raucher oft berichten, dass das Rauchen stoffwechselfördernd ist und dass sie, wenn sie aufhören zu rauchen, an Gewicht zunehmen.

Eine für Transfrauen relevante Information ist folgende: Rauchen kann die Wirkung von Estrogenen, die von außen zugeführt werden, reduzieren. Diese Reduktion sollte nicht durch höhere Hormondosierungen kompensiert werden, da die Gefahr besteht, dass sich dadurch das Krebsrisiko erhöht. Raucherinnen sollten somit sicherheitshalber auf eine transdermale Therapie mit Estrogenen umsteigen, da in diesem Fall der günstige Estrogeneffekt nicht reduziert wird.

Es gibt einen Zusammenhang zwischen einem Hormonmangel und einem erhöhten und chronischen Alkoholkonsum, der wiederum für das weitere Absinken von

Hormonspiegeln verantwortlich ist. Der Hopfen im Bier wäre ein Beispiel für einen pflanzlichen endokrinen Disruptor.

Transmänner aufgepasst: Erhöhter Alkoholkonsum senkt den Testosteronspiegel und führt zu Muskelabbau.

112. Wie wirkt sich anhaltender Stress auf meinen Hormonhaushalt aus?

Anhaltender Stress führt meist zu einer vorübergehend erhöhten Ausschüttung des Nebennierenhormons Cortisol und des Nervenbotenstoffes Adrenalin, was sich zum Beispiel in Ruhelosigkeit, Ängsten und Panik, Konzentrationsschwierigkeiten oder übermäßigem Schwitzen äußern kann.

Auf lange Sicht bewirkt chronischer Stress allerdings einen Mangel an etlichen Hormonen, wie zum Beispiel DHEA, Progesteron und Estradiol. Außerdem werden durch chronischen Stress etliche Mikronährstoffe im Übermaß verbraucht, wie B-Vitamine, Vitamin C und Zink.

Tipp: Betreiben Sie moderaten Sport und nutzen Sie Entspannungstechniken. Diese sind nämlich in der Lage, den Cortisolspiegel nachhaltig zu senken und somit Stress zu reduzieren.

113. Wie kann ich meine Libido steigern?

Grundsätzlich sollten Sie auf einen gesunden Lifestyle achten. Insbesondere sportliche Betätigung wirkt sich positiv auf die Libido aus.

Transfrauen können von der Einnahme oder dem Verzehr folgender Substanzen profitieren:

Yamswurzel, Mönchspfeffer, Damiana, Frauenmantel, Beifuß, Salbei, Passionsblume, Engelwurz, Brokkolisprossen, Ginseng, Ginkgo, Granatapfel, Brennnessel, Rhabarber, indischer Spargel, Muskatellersalbei, Süßholz, Bockshornklee

Die Libido von Transmännern wird durch folgende Stoffe gefördert:

Petersilie, Wilder Hafer (Avena sativa), Eichenknospe, Gelée Royale, Maca, Bockshornklee, Brennnessel, Erd-Burzeldorn, Ginseng, Hypoxis rooperi (Afrikanischer Milchstern), Ingwer, Knoblauch, Sägepalme, Stechwinden (Sarsaparille), Schwarzer Pfeffer, Muira Puama (Potenzholz), Yohimbe, L-Arginin, Zink

Trans* – Rechtliches

114. Ab welchem Alter kann man mit dem Trans*weg beginnen?

Derzeit richten sich die offiziellen Empfehlungen zur Betreuung und Behandlung an Kinder und Jugendliche ab 12 Jahren. Jüngere Kinder sind von Fall zu Fall zu behandeln. Die Behandlungsempfehlungen für Erwachsene unterscheiden sich inhaltlich etwas von jenen für Kinder und Jugendliche und sind ab 18 Jahren anzuwenden.

115. Was sind die ersten Schritte, wenn ich mein biologisches Geschlecht ändern will?

Zuallererst wendet man sich an einen Psychotherapeuten mit Transerfahrenheit. Welche das sind, kann man bei den Beratungsstellen und im Internet auf der Webseite psyonline.at (Zusatz: Transsexualität) erfahren.

Selbstverständlich kann man sich zuerst auch an Beratungsstellen wenden, die einen auf dem transidenten Weg begleiten und Anlaufstellen nennen können. (Eine Auswahl an Beratungsstellen finden Sie im Anhang dieses Buches.)

Im Normalfall teilt einem der Psychotherapeut dann die weiteren Schritte mit, zu denen u.a. das Aufsuchen eines Psychiaters bzw. Psychologen (für deren Beurteilung und Stellungnahmen) und nach Erhalt der Diagnose die damit verbundenen Änderungsmöglichkeiten des Vornamens und des Personenstandes gehören. Diese Informationen und Schritte können von Transberatungsstellen vermittelt werden, sind aber ebenso in den Behandlungsempfehlungen zu finden, die den Leitfaden für einen transidenten Weg bilden.

Wichtig ist, dass man diesen Weg in seiner eigenen Geschwindigkeit gehen kann. Das Leben als der Mensch, der man ist, ist mit der Diagnose möglich, mit oder ohne Hormone oder Operationen. Das biologische und auch chromosomale Geschlecht kann nie geändert werden. Das gefühlte, emotiv erlebte Geschlecht kann durch diesen Prozess aber angenähert oder angeglichen werden.

116. Wie lauten die sogenannten Behandlungsempfehlungen des Gesundheitsministeriums?

Es gibt in Österreich kein „Transsexuellengesetz“, nach dem bei der Behandlung von transidenten Menschen vorgegangen werden muss. Aber es gibt für den „Therapieverlauf“ sogenannte Behandlungsempfehlungen des Bundesministeriums für Gesundheit (siehe auch Frage 119).

Empfehlungen für den Behandlungsprozess bei Geschlechtsdysphorie bzw. Transsexualismus

(Schematische Darstellung)

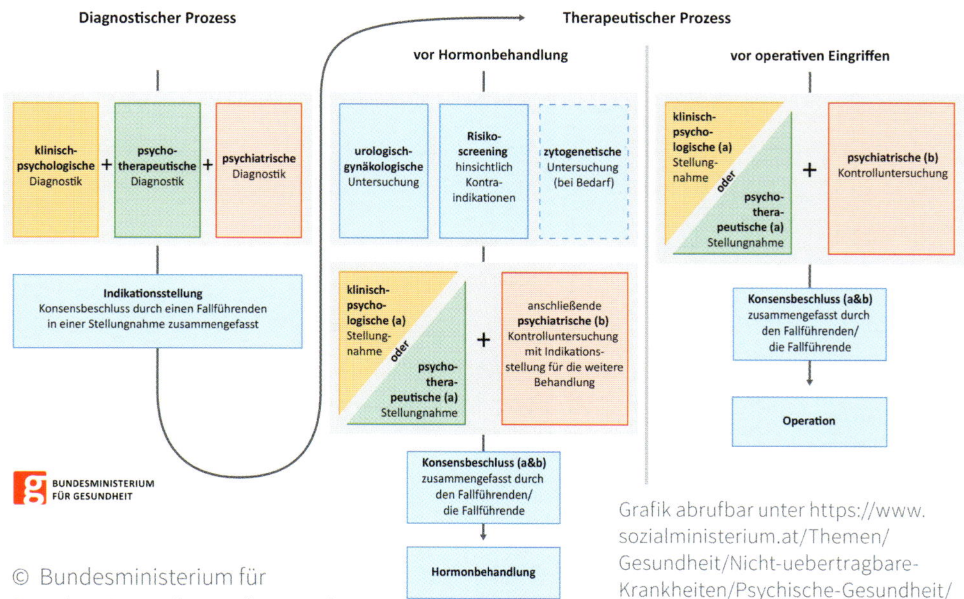

© Bundesministerium für Soziales, Gesundheit, Pflege und Konsumentenschutz, 1010 Wien

Grafik abrufbar unter https://www.sozialministerium.at/Themen/Gesundheit/Nicht-uebertragbare-Krankheiten/Psychische-Gesundheit/Transsexualismus-Geschlechtsdysphorie.html (zuletzt am 12.12.2021)

Die Empfehlungen richten sich nach der Klassifikation in der derzeit gültigen ICD- bzw. DSM-Fassung (DSM steht für „Diagnostic and Statistical Manual of Mental Disorders“ und ist ein Klassifikationssystem der American Psychiatric Association [APA]). Diese sind für Erwachsene ab 18 Jahren und für Kinder und Jugendliche ab 12 Jahren verfasst. Die Empfehlungen wurden von Ärzten, Therapeuten und Vertretern der Behörden 2017 neu aufgesetzt. Vertreter der Transorganisationen oder Betroffene durften hier in der Arbeitsgruppe leider nicht mitwirken. In diesen Empfehlungen wurden veraltete Richtlinien gestrichen und verbesserte Vorgehensweisen implementiert. Die Dokumente stehen offiziell im Internet beim Gesundheitsministerium zum Download zur Verfügung (siehe Grafik auf Seite 157).

117. Wie läuft der diagnostische Prozess zur Feststellung einer Transidentität ab?

Die Dauer des Diagnoseprozesses ist meist unterschiedlich lang.

Der diagnostische Prozess besteht aus drei Teilen. Es gibt eine psychiatrische, eine klinisch-psychologische und eine psychotherapeutische Diagnostik. Bei diesen Schritten geht es um die Diagnosestellung, die Beschreibung der psychosozialen, gesundheitlichen Situation und schlussendlich um die Feststellung des Transsexualismus. Dieser muss mit großer Wahrscheinlichkeit dauerhaft sein, auch ohne Behandlung.

Der Diagnoseprozess richtet sich in seiner Dauer und Intensität nach dem Ausmaß des individuellen Leidenszustandes des Patienten und verläuft daher meist unterschiedlich lang. Es gibt lediglich eine Mindestdauer für die einzelnen Schritte, bis man den nächsten Schritt machen kann. Die Diagnostik sollte alle Lebensbereiche beleuchten, um etwaige weitere Indikationen festzustellen oder auszuschließen. Die Dauer liegt im Ermessen des Therapeuten und des transidenten Menschen. Am „Ende“ dieses diagnostischen Prozesses steht die Indikationsstellung, also die Beurteilung bei Vorliegen einer Geschlechtsdysphorie bzw. Transsexualismus. Dies ist gleichzusetzen mit einer offiziellen „Diagnose“.

Bei Kindern und Jugendlichen werden Psychiater mit einer entsprechenden Spezialisierung hinzugezogen.

118. Wie verläuft der therapeutische Prozess zur Feststellung der Transidentität?

Die Therapie ist ein fortführender Prozess und soll die Diagnostik vertiefen. Ziel ist es, relevante Punkte wie Selbstfürsorge, Arbeitsfähigkeit, Lebens- und Beziehungsperspektiven, die realistische, sexologische Erwartungshaltung usw. anzuschauen sowie die Identität zu stärken. Auch körperliche Untersuchungen können Teil dieses Prozesses sein. Bei Wunsch einer Hormonbehandlung werden weiterführende Untersuchungen durchgeführt, wie eine gynäkologische Untersuchung, ein Risikoscreening (Blut/Endokrinologie) sowie bei Bedarf eine Chromosomenanalyse.

Wichtig ist: Es braucht einen Konsensbeschluss hinsichtlich der Kontinuität und Unbeeinflussbarkeit des transsexuellen Wunsches bzw. der angestrebten Geschlechtsrolle. Alle Schritte müssen **schriftlich** dokumentiert werden.

Für weitere Informationen diesbezüglich können sich Betroffene und Interessierte an die Trans-Vereine oder das Bundesministerium für Gesundheit wenden.

119. Wann kann ich mit der Hormonbehandlung beginnen?

Für den Beginn einer gegengeschlechtlichen Hormontherapie sind folgende Schritte notwendig (laut Behandlungsempfehlungen, Stand Juni 2021):

Abklärung und schriftliche Stellungnahme eines Psychotherapeuten ODER eine psychologische Diagnostik sowie eine psychiatrische Kontrolluntersuchung mit Indikationsstellung. Ein Risikoscreening hinsichtlich möglicher Kontraindikationen sowie eine gynäkologische und zytogenetische (Chromosomen)Untersuchung sind weiters zu empfehlen.

Die Wahl einer Hormonbehandlung ist frei. Es nicht mehr notwendig, Hormone zu nehmen, um im Identitätsgeschlecht anerkannt zu werden. Entscheidet man sich für eine Hormonbehandlung, wählt vorrangig der Arzt das Präparat und die Darreichungsform, in Absprache mit dem Patienten. Bei möglichen Unverträglichkeiten oder Abneigung gegen Spritzen oder Ablehnung eines der Präparate kann natürlich auch der „Patient" eine Änderung in der Hormonbehandlung anzeigen.

Die Hormontherapie erfolgt in der Regel über einen längeren Zeitraum (mindestens sechs bis zwölf Monate) bis zu den ersten chirurgischen Eingriffen. Die Hormonbehandlung muss lebenslang fortgeführt werden, um einen entsprechenden Angleichungseffekt zu erzielen bzw. zu erhalten. Dafür sind regelmäßige Kontrollen beim Endokrinologen und Checks der Blutwerte erforderlich.

Hormonfreigabe: Das Rezept mit Hormonpräparat muss je nach zuständiger Krankenkasse bei dieser chefärztlich bewilligt werden. Danach erfolgt die Verabreichung der ersten Hormongabe. Die Hormongabe muss bei transidenten Männern vor jeder neuerlichen Verabreichung(!) bewilligt werden.

120. Welche Schritte sind für eine geschlechtsangleichende Operation notwendig?

Für die körperliche Anpassung ans Identitätsgeschlecht und die damit verbundenen Kostenübernahmen müssen folgende Kriterien erfüllt sein: Man benötigt erneut eine psychotherapeutische oder psychologische Stellungnahme sowie eine psychiatrische Freigabe (inklusive Kontrolluntersuchung). Die Befunde sollten von einer fallführenden Person, oftmals dem Therapeuten, zusammengefasst werden. Für die Operationen können darauf spezialisierte Chirurgen kontaktiert werden. Die Krankenkasse benötigt für die Bewilligung zumeist ein Schreiben des durchführenden Arztes und einen OP-Termin, nebst den vorher angesprochenen Befunden.

Es wird dringend empfohlen, die Hormontherapie mindestens 1 Jahr vor den Eingriffen zu starten, damit die Operationen durchgeführt werden können. Hierbei gibt es eine Ausnahme: Transmänner können in bestimmten Ausnahmefällen auch ohne Hormontherapie – oder mit Hormontherapie frühestens nach sechs Monaten – eine Mastektomie durchführen lassen, allerdings nur diesen chirurgischen Eingriff. Die

Entfernung der inneren Organe schreibt eine längere vorangehende Einnahme der Hormone vor. Während dieser Zeit ist eine weiterführende psychotherapeutische Betreuung dringend empfohlen, da es zu gravierenden körperlichen sowie psychischen Veränderungen kommt, die individuell von jedem anders verarbeitet werden. Weiters kommen die Veränderungen in den sozialen, beruflichen und familiären Umfeldern hinzu.

121. Werden die Behandlungskosten und die Operationen in Österreich von der Krankenkasse bezahlt?

Ja, wenn eine Diagnose vorliegt. Jedoch ist es krankenkassenabhängig, welche Operationen nach den geschlechtsangleichenden Schritten bezahlt werden. Dies betrifft vor allem Penisaufbau und Erektionsprothesen. Einige Krankenkassen bezahlen auch Eingriffe im Ausland, da es bei bestimmten Operationen langjährige Erfahrungen in Nachbarländern, wie Deutschland oder Serbien, gibt. Transidente Personen bekommen die Operationen und Hormone von der Krankenkasse bezahlt, wenn sie sich an die Behandlungsempfehlungen des Gesundheitsministeriums halten. Nicht alle Krankenkassen in Österreich bezahlen die gleichen Leistungen.

Wenn die gewünschten Operationen in Österreich durchgeführt werden, übernimmt die Krankenkasse in der Regel auch die Kosten. In Einzelfällen übernimmt sie bestimmte Operationen, wie zum Beispiel die Implantation der Penisprothese (Pumpe), nicht. Es gibt wie immer Ausnahmen.

122. Kommen Kosten auf mich zu, die ich privat zu tragen habe?

Ja, ich muss in Österreich für die Psychotherapiestunden und die gewünschten Gutachten selbst aufkommen.

Weiters trägt man die Kosten für die Änderung der Dokumente selbst. Bestimmte Krankenkassen refundieren einen Anteil der Therapiekosten. Derzeit beträgt die Teilrückerstattung bei Psychotherapie in Österreich 28 Euro je Stunde.

Die finanzierten Therapieplätze sind, wie erfahrene Therapeuten, leider noch sehr rar in Österreich. Einige Leistungen wie Laserbehandlungen oder Fahrtkosten, aber auch OPs im Ausland oder spezielle Chirurgen muss ich gegebenenfalls selbst finanzieren.

123. Welche juristischen und medizinischen Möglichkeiten gibt es für Transpersonen grundsätzlich?

Eine vollwertige rechtliche und juristische Anerkennung einer transidenten Person erfolgt durch die Personenstandsänderung. Krankenkasse, Ämter und Pensionsversicherungen werden über die Änderungen informiert. Durch die Diagnose können auch medizinische Maßnahmen erfolgen, diese sind jedoch nicht zwingend erforderlich. Die Angleichung in medizinischer sowie juristischer Sicht erfolgt auf Wunsch der transidenten Person, basierend auf den fachlichen Stellungnahmen der Ärzte, Therapeuten und Psychologen. Eine chirurgische Angleichung, genauso wie eine Hormontherapie, muss nicht erfolgen, kann aber. In Österreich gibt es die Möglichkeit einer juristischen sowie medizinischen Angleichung an das Identitätsgeschlecht mit Hilfe der Kostenübernahme durch die Sozialversicherungsträger und der formulierten Behandlungsempfehlungen. Gesetzliche Vorschreibungen gibt es keine, nur Möglichkeiten.

124. Wo kann ich meinen Personenstand (= Geschlechtseintrag) offiziell ändern lassen?

Wenn man seinen Geschlechtseintrag im Zentralen Personenstandsregister (früher hieß es „Geburtenbuch") ändern lässt, spricht man von einer Personenstandsänderung. Diese ist nicht mehr an Hormongaben oder Operationen gebunden.

Durch die Änderung wird man offiziell im gelebten Geschlecht anerkannt und kann die entsprechenden Dokumente ausstellen lassen. Die Personenstandsänderung und somit eine ehe-, sozial- und pensionsrechtliche Gleichstellung mit Personen des Identitätsgeschlechts können österreichische Staatsbürger bei jedem Standesamt in Österreich beantragen. Für Staatsangehörige anderer Länder ist oft die eigene Botschaft Ansprechpartner.

In einem Urteil des Verwaltungsgerichtshofs aus dem Jahr 2009 wurde festgestellt, „dass ein schwerwiegender operativer Eingriff, wie etwa die von der belangten Behörde geforderte Entfernung der primären Geschlechtsmerkmale, keine notwendige Voraussetzung für eine deutliche Annäherung an das äußere Erscheinungsbild des anderen Geschlechts ist."

Es entscheiden die Standesämter (unter Berücksichtigung dieses Urteils) eigenständig über Anträge auf Personenstandsänderung. Das bedeutet allerdings, dass je nach Bundesland unterschiedliche Regelungen gelten, was den Nachweis der vom Verwaltungsgerichtshof formulierten Voraussetzungen betrifft.

Quelle: Stadt Wien; Bundesministerium für Digitalisierung und Wirtschaftsstandort (Weblinks im Anhang)

125. Welche Kriterien gibt es bei einer Personenstandsänderung?

Die Voraussetzungen für eine Bewilligung in Österreich sind zum Beispiel ein schriftliches Gutachten von entweder Psychotherapie, klinisch-psychologischer Diagnostik oder Psychiatrie, in welcher folgende drei Punkte enthalten sein müssen:

1. Diagnose Transsexualität
2. Irreversibilität des transidenten Empfindens im Hinblick auf das Geburtsgeschlecht
3. optische Annäherung an das emotionale bzw. angestrebte juristische Geschlecht

Quelle: Transgender Team Austria/Sarah Michelle Fuchs

Die Diagnose „Transsexualität (F64.0)" muss seit Herbst 2020 in Wien nicht mehr enthalten sein.

126. Wie kann ich meine Dokumente wie Reisepass, Führerschein usw. ändern lassen?

Nach der Personenstandsänderung, also erst nach Eintragung eines entsprechenden Änderungsverfahrens, kann man einen neuen, geschlechtsspezifischen Vornamen durch eine Vornamensänderung annehmen. Ein geschlechtsneutraler Vorname kann (mit der Diagnose „Transsexualität") bereits vor der Personenstandsänderung beantragt werden, wie es bei mir der Fall war. Das Standesamt stellt auch eine neue Geburtsurkunde aus. Aus dieser geht übrigens nicht hervor, dass der Personenstand gewechselt wurde.

Sobald man die neue Geburtsurkunde hat, kann man auch die Neuausstellung aller anderen relevanten Dokumente beantragen, wie zum Beispiel Meldezettel, Staatsbürgerschaftsnachweis, Reisepass und Führerschein. Es besteht ein rechtsgültiger Anspruch auf die Ausstellung der neuen Dokumente.

Auch hier gibt es die Möglichkeit, den Antrag auf jedem Standesamt in Österreich zu stellen. So müssen Personen, die zum Beispiel in Wien leben, dafür nicht extra nach – beispielsweise – Tirol reisen, weil sie dort geboren wurden.

Bei mir persönlich war es 2011 so weit und ich habe eine neue Geburtsurkunde bekommen. Damit konnte ich alle meine Dokumente ändern lassen. Dies ist natürlich mit Kosten verbunden. Wenn jemand nicht den Auszug aus dem Geburtenbuch verlangt, wird also niemals sichtbar, dass ich biologisch weiblich geboren wurde. Ein Auszug aus dem Geburtenbuch kann zum Beispiel bei Heirat oder Verpartnerung notwendig sein. Sonst kaum jemals.

Wie sind die Regelungen für das Ändern der Schulzeugnisse? Zeugnisse können auf den neuen Namen umgeschrieben werden. Es ist beim Umschreiben des Schulzeugnisses unbedingt notwendig, den Bescheid der Behörde über die erfolgte und bereits rechtlich legitimierte PÄ/VÄ vorzuweisen. Es gibt dazu einen Erlass der damaligen Unterrichtministerin Gabriele Heinisch-Hosek vom 15.04.2014, der für die öffentlichen Schulen eigentlich bindend ist und an alle öffentlichen Schulen in Österreich gesendet wurde.

Für den beruflichen Weg, aber auch in anderen Situationen, ist es wichtig, seine absolvierten schulischen Leistungen auch mit dem richtigen Namen dokumentiert zu haben. Dies wird leider manchmal nicht selbstverständlich von den Schulen umgesetzt. Trotz dieses Erlasses könnten die Schulen theoretisch hier eigenmächtig agieren, da ein Erlass Spielraum der Auslegung (Interpretation) ermöglicht.

Interessant wird es, wenn man als transidenter Mann auf einem Mädchengymnasium war. Dies ist später schwer zu erklären, auch wenn die Zeugnisse nicht auf einen männlichen Namen umgeschrieben wurden...

Schulen, Universitäten und Firmen sind derzeit gesetzlich nicht verpflichtet, Dokumente wie Zeugnisse umzuschreiben. Es gibt eben den erwähnten Erlass, der zwar nicht rechtsverbindlich ist, aber von sehr vielen Schulen unterstützt wird. Man muss sein Anliegen in diesem Fall mit den jeweiligen ausstellenden Einrichtungen im Einzelfall besprechen. Wenn Zeugnisse angepasst werden, verbleiben alte Schulzeugnisse natürlich in der Schule.

Quellen: Stadt Wien; Wiener Antidiskriminierungsstelle für gleichgeschlechtliche und transgender Lebensweisen (WASt)

127. Wie kann ich meinen Vornamen ändern lassen?

Die Vornamensänderung kann man in Österreich bei der Bezirkshauptmannschaft des Wohnsitzes beantragen, in Wien ist das zum Beispiel das Standesamt der Abteilung Gewerberecht, Datenschutz und Personenstand (MA 63).

Für die Änderung meines Vornamens benötige ich die Diagnose und/oder die Personenstandsänderung. Beim Magistrat/Standesamt oder Bezirksamt meiner jeweiligen Gemeinde kann ich dann meinen Wunschnamen – es können auch mehrere sein – beantragen. Der Namenswunsch wird durch die Behörde geprüft, dies kann unterschiedlich lange Wartezeiten in Anspruch nehmen. Es gibt bestimmte Namen, die in Österreich nicht erlaubt sind und dies muss überprüft werden.

Im Vergleich mit anderen Ländern sind die Namens- und Personenstandsänderung in Österreich mit geringen Kosten verbunden. Die Kosten bei der Behörde betragen z.B. in Wien derzeit 14,30 Euro, etwas teurer wird es dann, wenn man seine ganzen Papiere ändern lassen muss.

Quelle: Stadt Wien

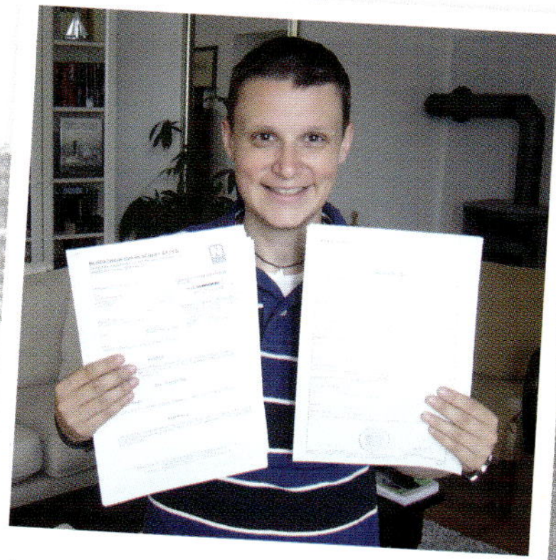

Urkunden der Namens- und Personenstandsänderung 2010/2011

128. Wie fühlt man sich bei und nach einer Namensänderung?

Meine Erfahrung hat gezeigt, dass viele mehrere Namen wählen, weil einfach die Freiheit, sich für seinen persönlichen Wunschnamen entscheiden zu dürfen, etwas sehr Aufregendes und Wichtiges ist. Im Normalfall erhält man den Namen ja von seinen Eltern und ist bei der Geburt noch zu klein, um mitreden zu können. Sich den Namen danach selbst auszusuchen, ist etwas sehr Bewegendes und Seltenes.

Ich für mich habe damals ein Namensfest in Form einer Taufe gewählt, um meinen gewählten Wunschnamen auch gebührend, quasi als zweiten Geburtstag, feiern zu lassen. Es gab viele Momente in meinem Leben, die sehr einschneidend waren auf meinem Weg, und einer davon war die Namensänderung. Auch hier habe ich die Zustimmung meiner Eltern und meiner Freunde eingeholt, weil es für mich persönlich sehr wichtig war, dass auch meine Mutter mit meinem Namen einverstanden ist. Mein erster Name ist geschlechtsneutral, zufällig, weil ich diesen von meinen Freunden bekommen habe, und beim zweiten Namen habe ich viele gefragt und auch auf meine Mutter gehört.

Jeder Name hat eine persönliche, aber auch eine mythologische Bedeutung, und für viele ist dies mitunter ausschlaggebend.

Für mich war die Namensänderung, weil nach außen hin plötzlich überall sichtbar, auf Papieren, bei E-Mail-Adressen, im Berufsleben, einfach ein Riesenschritt und ich habe damals sehr viele positive Rückmeldungen bekommen. Es ist ja eher ungewöhnlich, wenn man seinen Kunden ein E-Mail schreibt, weil sich der Name geändert hat. Aber in dem Fall nicht der Nachname durch Heirat, sondern der Vorname. Von vielen kam eine mutige Rückfrage, warum dies wohl so sei. Da ich mit dem Thema immer sehr offen und ehrlich umgegangen bin, habe ich meine Geschichte erzählt. Von sehr vielen kamen sehr unterstützende und ermutigende Worte und ich habe mich gefreut, da es ja doch zur Horizonterweiterung von vielen Menschen beigetragen hat, die mit dem Thema noch nie etwas zu tun gehabt haben.

Es ist eine Freude, wenn mich jemand mit Herr oder Sam anspricht, da es nach so vielen Jahren immer noch nicht selbstverständlich ist und ich mich sehr freue, dass ich wirklich so wahrgenommen werde. Nur am Telefon passiert es mir nach wie vor, dass ich aufgrund meiner Stimme manchmal als Frau wahrgenommen werde, weil man in Gesprächen oft emotional wird und die Stimme sich hebt. Mittlerweile macht mir das nichts mehr aus und ich empfinde es als lustig. Früher hat mich das getroffen und gekränkt, da ich mir gedacht habe, jetzt nehme ich Hormone und trotzdem erkennt mich niemand als der, der ich bin. Mittlerweile ist es aber nur mehr amüsant.

Ich habe meinen Namen nach einem Aufruf eines Namensrankings unter Freunden so gewählt, wie es sich für mich gut und richtig angefühlt hat. Vollständig lautet er Sam Vincent Finlay.

129. Warum ist die Änderung des Vornamens wichtig und worauf ist zu achten?

Der Vorname ist genauso wichtig wie die richtige, gefühlte Identität nach außen leben zu können. Der Name muss zum Erscheinungsbild passen und stimmig sein. Man fühlt sich wohl, wenn der Name zu einem passt, vor allem im sozialen Umfeld. Als Mann mit Frauenname möchte man weder durchs Leben gehen, noch wird man so problemlos anerkannt.

Der Name gehört zur eigenen Identität dazu und in Österreich schreibt das Gesetz vor, dass der Vorname dem Geschlecht entsprechen muss. Man sollte das Geschlecht des Menschen eindeutig anhand seines Vornamens erkennen können. So erwartet es die Gesellschaft.

Es sind geschlechtsspezifisch eindeutige, aber auch geschlechtsneutrale Vornamen möglich. Transgender-Personen können einen Vornamen, der dem Identitätsgeschlecht eindeutig entspricht, erst nach der Personenstandsänderung annehmen. Geschlechtsneutrale Vornamen, die sowohl bei Männern als auch bei Frauen gängig sind, können jedoch auch ohne Personenstandsänderung angenommen werden. Dies war bei mir der Fall. Ich habe als ersten Namen Sam gewählt und erst als zweiten Vornamen Vincent – der zweite Name kann geschlechtsspezifisch sein.

Quelle: Stadt Wien

130. Müssen transsexuelle Männer zum Bundesheer?

Man wird zur Musterung eingeladen, wenn man in Österreich seinen Personenstand von „weiblich" auf „männlich" ändert. Ich habe keine Einladung erhalten, da ich zum Zeitpunkt meiner Personenstandsänderung über 35 Jahre alt war. Ich vermute, dass man ab einem gewissen Alter nicht mehr zur Musterung eingeladen wird; und nicht, weil ich transident bin. Diese Information scheint ja nicht auf. Auch transidente Männer sind wehrpflichtig und nicht automatisch davon befreit.

Es gibt seit Juli 2021 einen offiziellen Beschluss vom Parlament: „Transgender-Personen, welche nach entsprechender behördlicher Festlegung der Personenstandsbehörde dem männlichen Geschlecht angehören, unterliegen daher ebenso der Wehrpflicht, wie andere männliche Staatsbürger. Damit sind diese Personen grundsätzlich verpflichtet, den Grundwehrdienst zu leisten, sofern die Stellungskommission den betreffenden Wehrpflichtigen für „Tauglich" befundet hat. Personen mit anderer individueller Geschlechtsidentität („divers/inter/offen") können derzeit freiwillig Wehrdienst leisten."

Manchmal kann es nach Übersendung der Stellungnahmen oder der Diagnose „Transsexualität" auch zur Einstufung „Untauglichkeit" kommen. Sollte man für untauglich erklärt werden, muss man auch keinen Zivildienst mehr leisten. Falls man doch zur Stellung muss, sollte man die Stellungnahmen mit der Diagnose und alle medizinischen Unterlagen sowie Gutachten mitnehmen.

Bisher scheint in der Praxis noch die Regel zu bestehen, dass Transgender-Personen durch Zusendung eines Gutachtens weiterhin als untauglich attestiert werden.

Wer zum Heer will, findet sicher einen Weg; wer schon vor der Transition beim Heer war, kann im Normalfall auch bleiben. Bitte alle eventuellen Möglichkeiten mit dem Stellungskommando abklären.

Quellen: Republik Österreich, Parlamentsdirektion; Bundesministerium für Landesverteidigung; Transgender Team Austria (TTA); Cha(i)nge – Trans* Peer Group Vienna (siehe Weblinks)

131. Darf ich ein Kind adoptieren?

Ja, mit den gleichen rechtlichen Voraussetzungen wie alle anderen Menschen in Österreich. Nach der Änderung des Personenstandes und aller Dokumente sollte dies problemlos möglich sein. Juristisch besteht kein Ausschließungsgrund für transidente Personen.

Quelle: Transgender Team Austria (TTA)/Sarah Michelle Fuchs

132. Darf ich heiraten?

Ja, dies ist jederzeit möglich. Etwas anders ist die Situation, wenn ich in einer eingetragenen Partnerschaft lebe. (Verpartnerung ist die Möglichkeit der „Eheschließung“ von zwei gleichgeschlechtlichen Personen). Falls eine Verpartnerung besteht, sollte diese rechtlich aufgelöst werden, da es juristisch nicht anders möglich ist. Nähere Infos kann man auf den Ämtern einholen.

Wenn ich vor meiner Angleichung schon verheiratet bin, dann ändert sich nichts. Die Heirat bleibt aufrecht. Seit 2006 ist es nicht mehr notwendig, sich wegen Transidentität scheiden zu lassen. Dies bedeutet, dass es schon seit dieser Zeit einige juristisch homosexuelle Ehen gibt. Diese wurden vom Innenministerium toleriert, da es damals (2006/2007) lediglich fünf Paare betroffen hat.

Quelle: Transgender Team Austria (TTA)/Sarah Michelle Fuchs

133. An wen kann ich mich mit allfälligen Fragen wenden? Welche Beratungsstellen gibt es?

In Österreich gibt es zahlreiche Organisationen, die ihre Hilfe und Unterstützung anbieten. Einige davon haben wir im Anhang angeführt (ohne Anspruch auf Vollständigkeit).

Aufgrund von Unsicherheit und Angst kontaktieren Betroffene jedoch meist andere transidente Personen – quasi ein Peer-to-Peer-Gespräch (von Betroffenem zu Betroffenem, unter vier Augen, auf gleicher Ebene).

Deshalb habe ich vor über zehn Jahren meinen Blog ins Leben gerufen. Zuallererst für mich, um meinen transidenten Weg besser zu meistern, und auch, um Hilfesuchende bei all ihren Fragen zu unterstützen, ihnen Mut zu machen und Hoffnung zu geben. Viele Kommentare, die im Laufe der Jahre als Reaktion auf meinen Blog gekommen sind, waren grenzwertig, aber wenn man mit dem Thema in der Öffentlichkeit steht und in einem Verein arbeitet, dann muss man damit leben lernen. Ich vergesse keine negativen Kommentare, stecke meine Energie aber in positive Dinge und verschwende keine Kraft mehr ins Belehren oder Bekehren von ignoranten Menschen, sondern stecke sie ins Leben und in die Unterstützung anderer. Ich war schon immer ich und davon muss ich niemanden überzeugen.

Ich arbeite fast ebenso lange als Berater in Trans-Organisationen, wie ich an meinem Blog arbeite. Aktuell berate ich ehrenamtlich in unserem österreichweit tätigen Verein, dem Transgender-Team Austria (TTA). Die Anzahl der Hilfesuchenden steigt stetig und wir bemerken hier wirklich die große Notwendigkeit eines umfassenden Angebots.

Bleibt nur noch eine Frage:

134. Wer zum Henker steuert den ganzen Hormonzirkus eigentlich?

Wir selbst – mit all dem Wissen aus diesem Buch.

„AM ENDE WIRD ALLES GUT.

UND WENN ES NICHT GUT IST,
IST ES NOCH NICHT DAS ENDE."

Oscar Wilde

Die Autoren

Sam Vincent Schweiger

Der ausgebildete Werbekaufmann wurde in den 1970er-Jahren in Wien als Sabine geboren. Als biologische Frau, mit weiblichen Chromosomen und Geschlechtsmerkmalen, machte er sich mit 35 Jahren auf den Weg zu sich selbst: seinem Identitätsgeschlecht, das eines Mannes.

Schon im Kindergarten bemerkte der Autor, dass der weibliche Körper nicht zu seiner eigenen Wahrnehmung passte. In der Pubertät übernahmen die weiblichen Hormone die Kontrolle und die Entwicklung verlief gegengleich zu seinem männlichen Empfinden. Depressionen und eine starke, angstgeprägte Ablehnung des eigenen Körpers gipfelten mit 20 Jahren in einem Nervenzusammenbruch und dem Outing, sich als Mann zu fühlen.

Das gefühlte Mannsein und die Ablehnung der äußeren weiblichen Geschlechtsmerkmale, verbunden mit der gesellschaftlichen Wahrnehmung seiner Person als Frau, veranlassten ihn, eine Therapie zu beginnen. Nach anfänglichen Umwegen folgte die Diagnose „Transsexualität". Diese leitete die erlösenden Schritte – eine Hormontherapie, gefolgt von Operationen – und die Befreiung des eigenen Selbst ein.

Heute lebt Sam mit seiner Familie in Niederösterreich – in seinem Wunsch- und Identitätsgeschlecht, begleitet von einer lebenslangen Einnahme des Sexualhormons Testosteron. Er engagiert sich in vielen Bereichen, in denen es um Gleichstellung und Akzeptanz geht.

Seit über 10 Jahren betreibt Sam einen persönlichen Blog zum Thema Transidentität, indem er auch seinen eigenen Lebensweg beschreibt. Er hält Aufklärungs- und

Infovorträge in Bildungseinrichtungen und Organisationen und ist ehrenamtlicher Berater in einem Trans-Verein, wo er transidente Menschen und deren Familien mit seinem Wissen über das Zusammenspiel der Hormone und die notwendigen Schritte im Angleichungsprozess unterstützt. Der Abbau von Ängsten und die Akzeptanz von Vielfalt und allen Menschen ist Sam ebenso eine Herzensangelegenheit wie die Auseinandersetzung mit Hormonen, weil sie ihn unterstützen, zu leben, wie er schon immer war – als Mann.

Sam ist angekommen, im Leben und bei sich selbst.

Näheres über den Autor, Information und Beratung:
www.schweigsamer.at
www.andersnormal.at
Facebook: schweigsamer
Instagram: schweigsamer
Youtube: Schweigsamer1

Katharina Maria Burkhardt

PhDr. Katharina Maria Burkhardt ist seit über 20 Jahren als Lehrende, Coach, Supervisorin und Autorin tätig. Besonders fasziniert sie die Welt der Hormone und des Mikrobioms mit all ihren Auswirkungen auf Körper, Psyche und Seele. Seit Sam im Jahr 2011 in ihr Leben trat, beschäftigt sich die Autorin intensiv mit der Transgender-Thematik, und es entwickelte sich eine tiefe Freundschaft zwischen den beiden.

Katharina erforscht gern die Auswirkungen des Lifestyles auf die Gesundheit und von Traumata auf das Immunsystem. Bereits sehr früh in ihrem Leben entdeckte sie ihr Interesse und ihre Begabung für alternative Heilweisen. Geprägt durch ihre persönliche Entwicklung und Lebenserfahrung absolvierte sie eine umfassende Ausbildung in den unterschiedlichsten Bereichen der Heilungs-, Therapie- und Beratungsschulen.

Nach der Geburt ihrer dritten Tochter ging es ihr zusehends schlechter. Bis zur Diagnose Hashimoto-Thyreoiditis mit extremer Unterfunktion war es eine Odyssee. Ihr Hormonstatus glich der einer 80-jährigen Frau. Begleitet durch erfahrene Alternativmediziner und jede Menge Selbststudium fand sie einen Weg zurück ins Leben. Mittlerweile hat sie gelernt, ihrem Körper und ihrer Intuition zu vertrauen und immer weiterzusuchen, bis das Passende gefunden ist.

Die Autorin glaubt nicht an einheitliche Rezepte, sondern weiß, dass es für jeden Menschen individuelle und komplexe Herangehensweisen und Lösungen gibt. In ihrer Praxis in Graz unterstützt sie Menschen dabei, ihr Gleichgewicht wiederzufinden. Weiters hat sie ein Netzwerk für bioiderte Hormone in Österreich ins Leben gerufen und unterrichtet und supervidiert unter anderem im Bereich der bioidenten Hormone.

Näheres über die Autorin, Coaching und Seminare:

www.burkhardt-burkhardt.at
www.praxis-zum-ursprung.at
Facebook: burkhardtundburkhardt
Instagram: burkhardtundburkhardt

Weiterführende Informationen zu mit bioidenten Hormonen arbeitendem Fachpersonal sowie eine Auswahl an Laboradressen und Apotheken:
https://www.praxis-zum-ursprung.at/netzwerk

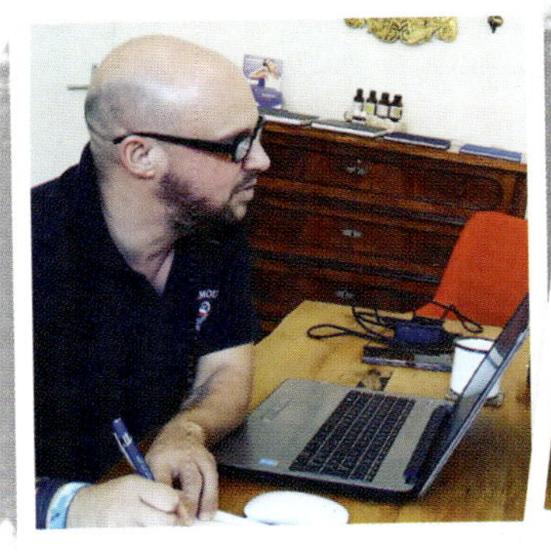

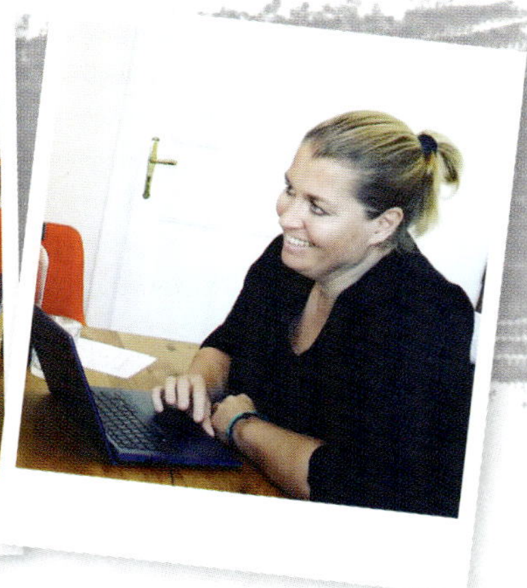

Beratungsstellen (kein Anspruch auf Vollständigkeit)

Beratungsstellen Österreich

COURAGE – PartnerInnen-, Familien- und Sexualberatung

www.courage-beratung.at

Vom Bund anerkannte und geförderte Schwerpunktberatungsstellen für LGBTIQ*-Personen sowie ihre Familien und Angehörigen.

Homosexuelle Initiative (HOSI) Wien, Verein

www.hosiwien.at

Beratung und Unterstützung bei Diskriminierung, Coming-out, Information zur LGBTQIA-Szene.

Regenbogenfamilienzentrum Wien, Verein

www.rbfz-wien.at

Beratung, Information und Begegnungsmöglichkeiten für lesbische, schwule, bisexuelle oder transgender Eltern und deren Kinder sowie für gleichgeschlechtlich liebende Menschen mit Kinderwunsch.

Queer Base – Welcome & Support for LGBTIQ-Refugees in Austria
Türkis Rosa Lila Villa

friends.queerbase.at, queerbase.at

Beratung und Unterstützung für Menschen, die aufgrund ihrer Sexualität oder Geschlechtsidentität nach Österreich geflüchtet sind.

Trans-Austria – Österreichisch-Bayerische Gesellschaft für Transidentität und Intersexualität

www.trans-austria.org

Beratungsstelle für transidente Personen und deren Angehörige sowie intersexuelle Menschen

Selbsthilfe (einzeln oder Gruppen in ganz Österreich), Peer-to-Peer-Beratung Information und Beratung, Hilfe bei rechtlichen Fragen, Unterstützung bei Jobproblemen (z. B. Mobbing), Vorträge (z. B. Schulen etc.)

TransX, Verein für TransGender Personen

www.transx.at

Unterstützung auf dem Weg zwischen den Geschlechtern zum eigenen Geschlecht; Beratung für Transgender-Personen, deren Angehörige oder Institutionen; Begleitung für Transgender-Personen im Geschlechtswechsel. Anlaufstelle und Netzwerk für alle Menschen, die – auf welche Weise auch immer – Geschlechtsgrenzen überschreiten, Angehörige und alle Interessierten.

TÜRKIS ROSA LILA TIPP

www.dievilla.at

Verein zur Beratung, Information und Bildung sowie Förderung der Kommunikation und kulturellen Arbeit von Lesben, Schwulen und Trans*-Personen

TTA - Transgender Team Austria, Unterstützung für transidente Personen in Österreich

www.transgender-team.at

Beratungsstelle für trans*-, inter*- und homosexuelle Personen in Österreich

Wiener Antidiskriminierungsstelle für LGBTIQ-Angelegenheiten

www.queer.wien.at

Information, Beratung, Unterstützung für diskriminierte homo-, bi-, trans- und intergeschlechtliche Menschen, Bildungsarbeit, Fördervergabe, Veranstaltungen (Konferenzen, Vorträge, Workshops,...)

Verein AUSGESPROCHEN: schwule, lesbische, bi, trans & inter Lehrer*innen in Österreich

www.verein-ausgesprochen.at

Der Verein widmet sich der Aufklärungsarbeit, um die Präsenz von LGBTIQ* zu betonen und zu einer „diskriminierungsfreien Zone Schule" beizutragen. Als Teil eines ausgeglichenen Identitätskonzeptes muss sexuelle Identität in ihrer Vielfältigkeit ausgesprochen werden können.

InCluenz – Verein für Integration und Influenz

www.incluenz.at

InCluenz steht für Integration und Influenz. Ziel: Die Integration von Menschen mit Beeinträchtigungen zu beeinflussen.

Selbsthilfe Vorarlberg

https://selbsthilfe-vorarlberg.at/

Themenübergreifende Service- und Anlaufstelle für Selbsthilfevereine und Selbsthilfegruppen. Bietet den Rahmen für Selbsthilfeangebote im Land Vorarlberg, unterstützt Aktivitäten und schafft Strukturen.

GoWest - Verein für Lesben, Schwule, Bisexuelle, Trans*, Inter* und Queer

https://gowest.jimdo.com/

Gemeinnütziger Verein für Lesben, Schwule, Bisexuelle, Trans*- und Inter*-Personen, welcher queere Lebensweisen in Vorarlberg sichtbar macht. Ziel: Die Anliegen von LGBTIQ*-Menschen und deren Angehörigen in Vorarlberg zu vertreten.

queermed

queermed.at

Verzeichnis von queer- & trans-friendly Ärzt_innen und Therapeut_innen

Beratungsstellen Deutschland und Schweiz

Transmann e.V. in Deutschland

https://transmann.de/

Bundesweit, auf ehrenamtlicher Basis agierender und gemeinnütziger Verein für alle Frau-zu-Mann (FzM/FtM) Trans*- und Inter*-Personen.

Bundesverband Trans*

www.bundesverband-trans.de

Setzt sich für die Rechte von Trans*-Personen im weiteren Sinne ein: Menschen, die sich z.B. als transgeschlechtlich, transident, transsexuell, transgender, genderqueer, trans*, trans, nicht-binär, Crossdresser, Trans*-Frau, Trans*-Mann bezeichnen oder bezeichneten.

TGNS – Transgender Network Switzerland

www.tgns.ch/de/

2010 gegründete schweizweite Organisation von und für Trans-Menschen.

Trans welcome

www.transwelcome.ch/de/

Macht Trans-Menschen und ArbeitgeberInnen in der Schweiz Mut, eine Bewerbung und/oder ein Coming-out am Arbeitsplatz anzugehen und gemeinsame Schritte zu gehen.

Queer Lexikon e.V.

https://queer-lexikon.net/

Online-Anlaufstelle für lesbische, schwule, bi+sexuelle, a_sexuelle, a_romantische, trans*, nicht-binäre, inter*, polyamouröse und queere Jugendliche und Kinder aus Regenbogenfamilien.

Ausgewählte Studien und Literatur

Amanatkar HR et al.: Impact of exogenous testosterone on mood: a systematic review and meta-analysis of randomized placebo-controlled trials. Ann Clin Psychiatry. 2014 Feb;26(1):19-32

Bao AM, Swaab DF.: Sexual differentiation of the human brain: relation to gender identity, sexual orientation and neuropsychiatric disorders. Front Neuroendocrinol. 2011 Apr;32(2):214-26. doi: 10.1016/j.yfrne.2011.02.007

Berglund H et al.: Male-to-female transsexuals show sex-atypical hypothalamus activation when smelling odorous steroids. Cereb Cortex. 2008 Aug;18(8):1900-8. doi: 10.1093/cercor/bhm216

Christov-Moore L et al.: Empathy: gender effects in brain and behavior. Neurosci Biobehav Rev. 2014 Oct;46 Pt 4(Pt 4):604-27. doi: 10.1016/j.neubiorev.2014.09.001. Epub 2014 Sep 16

Derntl B et al.: Menstrual Cycle Phase and Duration of Oral Contraception Intake Affect Olfactory Perception, Chemical Senses, Volume 38, Issue 1, January 2013, Pages 67–75, doi.org/10.1093/chemse/bjs084

Dwyer JB et al.: APA Council of Research Task Force on Novel Biomarkers and Treatments. Hormonal Treatments for Major Depressive Disorder: State of the Art. Am J Psychiatry. 2020 Aug 1;177(8):686-705. doi: 10.1176/appi.ajp.2020.19080848. Epub 2020 May 27. Erratum in: Am J Psychiatry. 2020 Jul 1;177(7):642. Erratum in: Am J Psychiatry. 2020 Oct 1;177(10):1009

Eisenegger C et al.: Prejudice and truth about the effect of testosterone on human bargaining behaviour. Nature. 2010 Jan 21;463(7279):356-9. doi: 10.1038/nature08711

Hahn A et al.: Structural Connectivity Networks of Transgender People. Cereb Cortex. 2015 Oct;25(10):3527-34. doi: 10.1093/cercor/bhu194

Holschneider DP et al.: Tissue-specific effects of estrogen on monoamine oxidase A and B in the rat. Life Sci. 1998;63(3):155-60. doi: 10.1016/s0024-3205(98)00255-0

Kollndorfer K et al.: Contraceptive Use Affects Overall Olfactory Performance: Investigation of Estradiol Dosage and Duration of Intake. PLoS ONE. 2016, 11(12): e0167520. doi.org/10.1371/journal.pone.0167520

Kranz GS et al.: High-dose testosterone treatment reduces monoamine oxidase A levels in the human brain: A preliminary report. Psychoneuroendocrinology. 2021 Aug 6;133:105381. doi: 10.1016/j.psyneuen.2021.105381

Kranz G et al.: Probing the Impact of Gender-Affirming Hormone Treatment on Odor Perception. Chemical Senses, 2020, 45(1), 37-44. doi.org/10.1093/chemse/bjz069

Kranz GS et al.: White matter microstructure in transsexuals and controls investigated by diffusion tensor imaging. J Neurosci. 2014 Nov 12;34(46):15466-75. doi: 10.1523/JNEUROSCI.2488-14.2014

McCarthy MM: Estradiol and the developing brain. Physiol Rev. 2008 Jan;88(1):91-124. doi: 10.1152/physrev.00010.2007.

McCarthy MM, Nugent BM: At the frontier of epigenetics of brain sex differences. Front Behav Neurosci. 2015 Aug 21;9:221. doi: 10.3389/fnbeh.2015.00221.

Meyer JH et al.: Elevated monoamine oxidase a levels in the brain: an explanation for the monoamine imbalance of major depression. Arch Gen Psychiatry. 2006 Nov;63(11):1209-16. doi: 10.1001/archpsyc.63.11.1209

Spies M et al.: Gender transition affects neural correlates of empathy: A resting state functional connectivity study with ultra high-field 7T MR imaging. Neuroimage. 2016 Sep;138:257-265. doi: 10.1016/j.neuroimage.2016.05.060

Swaab DF, Fliers E: A sexually dimorphic nucleus in the human brain. Science. 1985 May 31;228(4703):1112-5. doi: 10.1126/science.3992248.

van Honk J et al.: Testosterone administration impairs cognitive empathy in women depending on second-to-fourth digit ratio. Proc Natl Acad Sci U S A. 2011 Feb 22;108(8):3448-52. doi: 10.1073/pnas.1011891108. Epub 2011 Feb 7. Erratum in: Proc Natl Acad Sci U S A. 2013 Jul 9;110(28):1660-1

Walther A et al.: Association of Testosterone Treatment With Alleviation of Depressive Symptoms in Men: A Systematic Review and Meta-analysis. JAMA Psychiatry. 2019 Jan 1;76(1):31-40. doi: 10.1001/jamapsychiatry.2018.2734

Zhou JN, Hofman MA, Gooren LJ, Swaab DF. A sex difference in the human brain and its relation to transsexuality. Nature. 1995 Nov 2;378(6552):68-70. doi: 10.1038/378068a0.

Mueck AO, Seeger H: Rauchen und Östrogene. Gynäkologische Endokrinologie, Ausgabe 3/2015. https://www.springermedizin.de/rauchen-und-oestrogene/8783352

Stella, Günter K.: Therapieleitfaden Transsexualität. Uni-Med Bremen 1. Aufl. 2006. Beitrag: Schneider Harald J: Hormonelle Therapie, S. 88

Weblinks

Transgender-Personen:
https://www.wien.gv.at/menschen/queer/transgender/ (letzter Aufruf: 12.12.2021)

Stadt Wien Vornamensänderung/Namensänderungsgesetz:
https://www.wien.gv.at/menschen/queer/transgender/geschlechtswechsel/rechtlich/vorname.html (letzter Aufruf: 08.09.2021)

Stadt Wien Personenstandsänderung:
https://www.wien.gv.at/menschen/queer/transgender/geschlechtswechsel/rechtlich/personenstand.html (letzter Aufruf: 08.09.2021)
https://www.oesterreich.gv.at/themen/dokumente_und_recht/%C3%84nderung-der-Geschlechtszugeh%C3%B6rigkeit.html (letzter Aufruf: 12.12.2021)

Transgender-Personen beim Bundesheer:
https://www.parlament.gv.at/PAKT/VHG/XXVII/AB/AB_06473/index.shtml
https://www.oesterreich.gv.at/themen/leben_in_oesterreich/stellung/Seite.130002.html
https://chaingepeergroup.at/wehrpflicht-nach-personenstandsaenderung/ (letzter Aufruf: 12.12.2021)

Gleichbehandlungsanwaltschaft:
https://www.gleichbehandlungsanwaltschaft.gv.at/ (letzter Aufruf: 12.09.2021)

Prof. Dr. Udo Rauchfleisch: „Medizinische Einordnung von Trans*identität“
https://m.bpb.de/gesellschaft/gender/geschlechtliche-vielfalt-trans/245353/medizinische-einordnung-von-transidentitaet (letzter Aufruf: 10.09.2021)

Broschüre „Hormone“, Transmann Austria / TTA
http://transgender-team.at/wp-content/uploads/2020/03/Hormone_TTA-2.pdf (letzter Aufruf: 10.01.2022)

Abbildungen

Autorinnenportrait Buchrückseite: Christine Rechling, www.fotocrafie.at

Autorenportrait Buchrückseite sowie Fotos im Innenteil: privat